U0284325

大肠癌传

外科医生的故事

顾晋 著
刘国华 绘

人民卫生出版社
·北京·

图书在版编目（CIP）数据

外科医生的故事：大肠癌传 / 顾晋著 . —北京：
人民卫生出版社，2023.1（2023.12 重印）
ISBN 978-7-117-33828-8

I.①外… Ⅱ.①顾… Ⅲ.①大肠癌 – 防治 Ⅳ.
①R735.3

中国版本图书馆 CIP 数据核字（2022）第 198604 号

外科医生的故事：大肠癌传
Waike Yisheng de Gushi:Dachang'ai Zhuan

策划编辑	周 宁 责任编辑 周 宁 书籍设计 人卫源设计工作室 尹 岩
著　者	顾 晋
出版发行	人民卫生出版社（中继线 010-59780011）
地　址	北京市朝阳区潘家园南里 19 号
邮　编	100021
印　刷	北京华联印刷有限公司
经　销	新华书店
开　本	880×1230　1/32　印张：12.5
字　数	246 千字
版　次	2023 年 1 月第 1 版
印　次	2023 年 12 月第 3 次印刷
标准书号	ISBN 978-7-117-33828-8
定　价	59.00 元

E – mail　　pmph @ pmph.com
购书热线　　010-59787592　010-59787584　010-65264830

打击盗版举报电话　010-59787491　　E – mail　WQ @ pmph.com
质量问题联系电话　010-59787234　　E – mail　zhiliang @ pmph.com
数字融合服务电话　4001118166　　　E – mail　zengzhi @ pmph.com

序

大肠癌是我国常见的恶性肿瘤。2020 年公布的我国癌症发病率统计显示，大肠癌发病率在我国所有新发恶性肿瘤中位列第二。因此，如何预防大肠癌，如何向公众普及预防大肠癌的相关知识，使公众培养健康的生活方式，远离大肠癌，一直是科普工作者面临的重要问题。

《外科医生的故事：大肠癌传》的作者顾晋教授是一位长期从事大肠癌临床治疗和科研的外科医生，他在书中以一个外科医生从医四十年的亲身经历，讲述了大肠癌的相关知识。本书每章都以作者亲历的医患故事开头，由此引述人类对大肠癌诊断与治疗的发展历史。本书文风朴实，视角独特，客观严谨，情节生动，娓娓道来，具有很强的故事性和可读性。作为一个每天忙碌于临床工作的外科医生，能够静下心来，用老百姓看得懂的语言撰写大肠癌科普读物，实属难能可贵。

近些年来，每每看到美英等发达国家的医生联系自身临床经历，以内史与外史结合的方式写出医学史著作，既保持学术性，又引人入胜、具有很强的可读性，例如《众病之王：癌症传》《当死亡化作生命：一个移植外科医生的手记》等，总是很感慨——什么时候我们中国的医生也能写出这样的作品呢？现在顾晋教授首先做出了尝试，而且很成功，我感到由衷的高兴。希望在此带动下，我们中国医生能写出越来越多、越来越优秀的医学史科普作品，为我国医学史学术的发展和医学知识的普及贡献不可或缺的力量。

　　是为序。

2022 年 12 月

前　言

　　姥姥罹患大肠癌的时候，我已经是一个医学生了。

　　姥姥和姥爷一直住在苏州。姥爷是早年留学英国的工程师，从英国留学回国后，受聘到昆明铁路局担任第一任总工程师，他也是我国第一代铁路工程师。大概是 20 世纪 70 年代，我上高中的时候，妈妈告诉我："姥爷得了肺癌！"

　　"他抽烟太厉害了！"妈妈告诉我。

　　于是，妈妈和哥哥启程去了苏州，把姥爷和姥姥接到北京家中。

　　到北京不久，姥爷就去世了。记得姥爷走的那天，妈妈专门陪姥姥去见姥爷最后一面。我当时还是小孩儿，和妈妈一起搀着姥姥，那个时候，姥姥也七十多岁了。我当时想，姥姥见到姥爷还不得号啕大哭，所以下意识地抓紧她的胳膊，怕她情绪失控、晕倒。姥姥曾经得过脊柱结核，她的脊柱是弯的，整个人看上去佝偻着，加上年纪大，所以走路很慢。

　　殡仪馆的车等在那儿，车上的司机有点不耐烦。

　　"你们把老人家背过来吧！"司机大声地说，显得很急躁。

妈妈和姥姥都不做声，但看得出来，姥姥下意识地加快了脚步，步履艰难地走向太平间。

　　姥姥真的是大家闺秀，走到姥爷的灵柩前，轻轻地帮姥爷整理了一下衣角，用颤抖着的手摸了摸姥爷的脸，嘴唇微微地颤动了几下，像是在无声地说着什么，然后慢慢地转过头，对妈妈说："让他上路吧。"

　　整个过程，姥姥没有掉一滴眼泪，所有的亲属，包括爸妈的同事们都为姥姥的风度折服。姥姥是我姥爷的续弦，年轻时做过小学老师，自从嫁给我姥爷，就做了全职太太。姥爷是总工程师，收入不菲，日子过得很富裕。姥姥是个爱干净的人，知书达理，相夫教女，从未为生活担忧。高度近视的姥姥总戴着一副深色的圆眼镜，说话时轻声细语，脸上永远挂着慈祥的微笑。

　　姥爷去世后，姥姥一直和我们住在一起。在我们面前，姥姥从没有发过脾气，也没有流露过抱怨的情绪，她总是安安静静地过着属于她自己的每一天。每天早上起来，她总会把头发梳得一丝不乱，把屋子整理得干干净净。至于姥姥娘家的家境如何，我从来没有听妈妈说过。

　　姥姥有记日记的习惯。每天的天气如何、吃的什么饭、做了什么事、爸爸妈妈有什么活动、家里来过什么人、收到过谁的来信，都被姥姥记载在她的日记里。姥姥高度近视，日记里面都是繁体字，但每一笔每一行都清清楚楚。

　　平时我忙于学习，爸妈忙于工作，都难得有时间和姥姥交流。

姥姥总是安静地、有条不紊地做着自己的事情。姥姥特别爱看书，常常右手拿着放大镜，左手捧着书，在光线较好的地方细读。记得她最爱看的书是著名女作家杨沫写的《青春之歌》，可能是因为书里写的故事正好发生在姥姥经历过的年代吧。姥姥看书的时候，习惯轻读，时常发出"唏嘘"的声音，但是这种声音通常很小，完全不会影响到别人。每每读到精彩之处，姥姥会拿出圆珠笔在书上做上标注，也会写下密密麻麻的心得体会。没有人知道姥姥写的是什么，但应该都是写给她自己。有时候，姥姥想和妈妈说什么事儿，妈妈忙得没有耐心听，姥姥总是表现得很宽容。妈妈是独生女，那个年代的独生女是很少的。所以妈妈养成了我行我素的性格，甚至在我看来有点"以自我为中心"，不太顾及姥姥的感受，姥姥从不埋怨她。妈妈有一个同父异母的哥哥，但是较少来往。姥姥年纪大了，耳朵背，听不清大家说的话，久而久之就特别自觉地减少和我们的沟通。

我考上医学院那年，姥姥被确诊结肠癌。

后来，从姥姥的日记中我们才知道，她肚子不舒服其实已经好久了，一开始以为是脊柱弯曲，使小肚子受到挤压，其实是肿瘤引发了肠梗阻症状。看到妈妈爸爸很忙，姥姥尽管出现了腹痛腹胀等症状，也不想去麻烦他们。直到后来肚子胀得鼓了起来，姥姥才和妈妈讲。

姥姥和我们说："我的肚子不舒服，还有血便。"

妈妈觉得有问题，就带姥姥去了医院。

我生长在一个医生之家，妈妈是内科医生，爸爸是泌尿外科医生。他们俩是大学的同班同学。哥哥和我后来也都相继成了医生。姥姥生病那年，我刚进医学院，第一年还只是学习解剖，对"结肠癌"的了解还处于小白阶段。妈妈告诉我："姥姥得了'结肠癌'，需要外科手术！"那个时候姥姥已经80多岁了，当妈妈把姥姥安排到她工作的医院的外科病房去住院时，我其实挺担心的，姥姥那么大岁数，能经受得住那么大的手术吗？

姥姥在妈妈工作的医院里住院，接受了外科手术，妈妈找了当时赫赫有名的外科主任亲自操刀。我当时什么也不懂，也不知道手术该怎么做，完全没有概念，加之在家里的地位，没有人征求我的意见，即使是征求我意见，我也不知道说啥，所以就这样我和家人们一起在手术室门外苦等。爸爸妈妈都知道，姥姥岁数大了，又有脊柱结核，手术肯定不好做。

姥姥终于被人从手术室推出来了。

经过长长的走廊，我们家属一直紧跟着手术室护送姥姥的平车，麻醉师跟守在一旁，一名护士手里举着输液瓶。我不知所措地扶着车，好像我没有推，车也一直在走。我紧盯着姥姥，她的手那么苍白，嘴里还戴着气管插管，显然她还没有完全苏醒。姥姥眉头紧皱，双眼紧闭，让我感觉挺害怕。第一次见到手术后的病人，而且这个病人就是我的姥姥。那么慈祥、那么温柔的姥姥究竟在手术室里经历了什么？我甚至不敢想下去了……

终于到了姥姥住的病房，大家一起把姥姥从手术车上抬到病床上。姥姥个子不高，加上罹患肿瘤，体重减轻了许多。当我们把姥姥轻轻地放到病床上，掀开被子时，我看到姥姥的肚子上盖着纱布，还有一只玻璃管样的东西横在那里，肚子上好像多了点什么。那个时候，我完全不知道姥姥的手术其实只是一个姑息手术。姥姥的肿瘤在横结肠，按照现在的常规，应该做右半结肠切除，但姥姥的身体条件不允许，外科主任最终决定只给姥姥做了结肠造口术，而肿瘤依然还在姥姥的肚子里。

时间过得真快，后来我成为一名胃肠肿瘤外科医生，就像当年给我姥姥做手术的医生一样。只是在那个时候，我没有想到，自己今后会把大肠癌作为一生的职业。

如今，大肠癌的发病率已经占我国所有癌症的第二位了。许多个人和家庭正被大肠癌所困扰，但他们对大肠癌的了解或许就像当时的医学小白——我一样。

一转眼，我做外科医生也有四十年了。最近招了一个研究生，名叫安安。因为我的年龄问题，医院考虑还要给青年导师们更多招收学生的机会，所以他是我招收的最后一名研究生了。作为医学院本科毕业后推荐免试的研究生，安安比当年同期的我有机会了解更多的医学知识，但是，在我面前，他也依然是个"大肠癌"小白。他跟着我一起出门诊、查房，我也会抽空给他讲讲那些关于大肠癌的故事（文中的安安既是现实中我的最后一个研究生，在个别故事情节里，他又是我历年研究生的缩影）……

目　录

第一章

大肠癌从哪里来

抢占地盘

上医学院以前，我也不知道"大肠"在哪儿？20世纪70年代，我们上医学院后的第一年，先学习解剖学。那个年代上解剖课，是不许戴手套的，因为橡胶手套是医院才有的，而且也不是一次性使用。手套破了，护士们还要用废旧的手套剪成拇指大小的补丁，用补轮胎的强力胶水去修补，然后反复使用。记得第一次上解剖课的时候，我们第一任教解剖课程的S老师走进来，一进门，他的装束吓我们一跳！只见他瘦瘦高高，头发凌乱、胡子拉碴、面色蜡黄，虽然看上去也就三十多岁，却一副营养不良且玩世不恭的样子。特别是他身上的那件白大衣，已经明显破旧了，上面净是深色的油点，这让他看上去根本不像一个大学老师，反而有点像食堂卖饭的师傅！要知道，20世纪物资匮乏的年代，有几个行业都穿白衣：一个当然是医生，还有就是粮店卖粮食的售货员和食堂的师傅。一律长白衣，布料很粗的那种。

S老师走进来，完全没有抬眼看我们这些学生，只是先和我们说："解剖学是医学的基础，你们要好好学。什么叫好好学呢？就是每天泡在这里，不怕脏，不怕累！"他眼睛看着天花板，偶尔把目光扫向我们这些新生。

"告诉大家，我们学习解剖不许戴手套！不管你自己带来的还是这里的。当然，我们这里根本不给准备手套。告诉你们，我来这儿5年了，从没戴着手套工作过！我师傅就是这样要求我的。我师傅的师傅也是这样要求他的！"我们听了，大家面面相觑，敢怒不敢言。旁边的女同学，悄悄地把自己带来的橡胶手套塞回自己的书包里。

"学解剖就是要一手油！一身油！这样才能学好！"

"你们现在的条件多好啊，有这么好的'大体老师'给你们用！"老师说道，"今天，在给你们讲解剖课以前，我先给你们讲讲人体解剖的发展历程吧！"接着，老师开始娓娓道来，一下子，我们大家被故事所吸引，并开始对S老师有了些好感……

时间回溯到欧洲文艺复兴时期。

文艺复兴是 14 世纪至 17 世纪在欧洲发生的思想文化运动，它最先在意大利各城市兴起，而后扩展到西欧各国。解剖学的进步也正是发生在这个时期。教皇西克斯图斯四世（1414—1484）和克莱门特七世 (1478—1534) 推翻了教会长期以来禁止人体解剖的禁令，批准了可以在尸体上进行解剖研究。安德里亚斯·维萨里（Andreas Vesalius，1514—1564）出生于布鲁塞尔，家庭与神圣罗马皇帝的宫廷关系密切。他在法国蒙彼利埃和巴黎的大学接受了医学教育，并在鲁汶住家附近的学校教授了很短一段时间的解剖学。在查尔斯五世（1500—1558）的军队里做了几个月的外科医生后，23 岁的维萨里接受了意大利帕多瓦大学解剖学教授的任命。此后他一直待在那里，直到 1544 年辞去了当时的职务，成为查理五世和查理的儿子菲利普二世（1527—1598）的宫廷医生，也就是我们所说的"御医"。1563 年，维萨里被教会迫害前往耶路撒冷。然而，在返回途中，维萨里所乘的船失事了，他和其他人被困在伯罗奔尼撒的扎金索斯小岛上。维萨里死在那里，原因是饥饿和一种严重的疾病，可能是伤寒。

很少有人能够像出生于布鲁塞尔的维萨里那样在外科手术史中留下浓墨重彩的一笔。他是一名供职于意大利帕多瓦大学的解剖学和外科学教授，他认为学好人体解剖学的唯一方法就是观察人体解剖结构。他撰写的解剖学大作——《人体结构学》(1543年），对人体解剖做了全新而详尽的叙述，这是他之前的所有前辈们都望尘莫及的。更为难能可贵的是，维萨里对这些希腊和罗马解剖学大师传播了13个世纪之久的传统解剖学中存在的错误进行了驳正，因为这些解剖学大师的见解都是基于动物解剖，而非人体解剖。维萨里甚至明确提出内科医生/外科医生必须亲自完成人体解剖操作，摒弃了长期以来人们对解剖实验的不屑看法。当时人们普遍认为：恐怖、恶心的解剖实验是实验室技师的事，而"地位高贵的"内外科医生只需要阅读正规的解剖学教科书。这种"重视动手操作"的观念转变，正是维萨里对解剖学教学最重要的、永垂青史的贡献。

　　安安是江西人，人长得也是南方孩子的样子，秀气文静。瘦瘦小小的，带着一副深色的眼镜。他是学校的优等生，推荐保送的硕博连读的研究生，在我这儿要学习五年。他很踏实，学习主动性特别强，看上去斯斯文文，但是干起事来还是挺利落的。我觉得他是一个干外科的好苗子。这天上午的门诊结束得有点晚，安安和其他三个同学一直和我一起看门诊，中午没地方吃饭了。我想到医院不远处有家小店，有名的是肥肠，我决定带他们去吃肥肠。安安是南方人，我觉得他从没吃过肥肠。当我们一起进到餐馆落座后，看到菜单上的"肥肠"，安安的表情怪怪的……

其实，我们老北京吃的"肥肠"和来自山东的名菜"九转大肠"完全不是一回事。卤煮小肠源自清乾隆年间的一道御膳名为"苏造肉"，是用有肥有瘦的五花肉炖制而成的，味道鲜美，但是，用五花肉炖制着实太过昂贵，于是，商家就做了改良，把费用低廉的猪"下水"，包括了猪大肠、肺头等放到锅里一起炖，发现又好吃，又便宜。后传入民间经改进演变为"卤煮"小肠。我们所说的"肥肠"其实就是猪的大肠。

我们身体中的肠道学名是消化道，顾名思义就是一个管道。

从口腔开始，进食的食物经过咀嚼，被送到食管，食管主要在胸腔内。下面就是"胃"，我们老北京管动物的胃叫"肚儿"，也有老北京把"肚儿"叫"肚仁儿"。

胃有两个门：上面的门，连接食管，称为"贲门"，胃的远端有一个门，叫"幽门"，连接幽门的部分就是小肠的起始段了。您只要知道，我们的胃有两个把门的就可以了。

小肠通常有 5 ~ 7 米长。连接胃的叫"十二指肠"，因相当于十二个指头横向并列的长度而得名。小肠起自左上腹，充满腹腔，就是说，我们每一个人的腹腔大部分是小肠。重点来了，小肠到右下腹，就和大肠相连接了。这是我们的重点。

大肠的起始端叫盲肠。我们听说过小孩子得了"盲肠炎"吧？

就是这个地方的末端发炎。盲肠其实很短，一头连接小肠，末端有个"小辫子"，就是我们说的"阑尾"。阑尾管道非常细，整个阑尾也就是比我们的小手指还要细的一个小管道。阑尾尖端用老北京的话说是"死个堂的"。由于阑尾管腔细小，当然容易堵了，易堵塞就容易发炎哈？你想啊，这么小的地方，有点小粪石就可以把阑尾堵塞了，于是就有了右下腹痛的症状，"阑尾炎"（百姓们说的盲肠炎）就发生了。为什么疼呢？这也好理解啊：中医说，"不通则痛啊！"

盲肠相继竖直上升为升结肠，平直走向为横结肠，再竖直向下走向为降结肠，整个是沿着我们的腹腔外周走，降结肠延续连接乙状结肠（回转迂曲，像一个"乙"字），下面就是直肠，也是消化道的末端了，直肠的远端叫肛门。肛门上有个重要的开关，是由一圈环形肌肉组成，负责阻止肠内的粪便不会轻易地流出来，我们叫它"括约肌"，俗话说就是"把门儿的"。我们可不能小看肛门，人类历史经过漫长的演变，才进化成现在的样子，小小的肛门，能够控制我们的排便，如果肛门不好使，就出现了"肛门失禁"，就是控制不了大便。那我们就得带上纸尿裤，否则就……您懂的。

大肠有什么功能呢？我们平时饮食中的食物被消化吸收营养的主要部位是小肠。大肠的主要功能是吸收水分，储存食物的残渣。为什么粪便那么难闻呢？因为，大肠的内容物中，除了食物残渣外，都是细菌，细菌分解食物残渣会产生 3- 甲基吲哚（粪臭素）

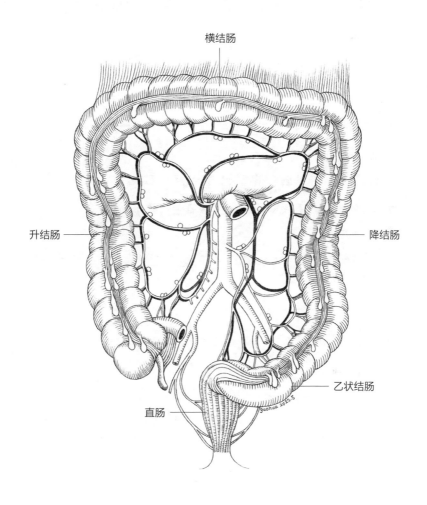

横结肠

升结肠

降结肠

乙状结肠

直肠

guohua 2022.3

大肠的解剖

大肠通常包括了盲肠及其末端的阑尾，升结肠，横结肠，降结肠，
然后接乙状结肠，下面是直肠。

等，产生臭味。这些细菌帮助我们人体消化吸收和分解食物残渣，把废物推出到体外。

一句话口袋书

大肠由盲肠、升结肠、横结肠、降结肠、乙状结肠和直肠组成，下连肛门。主要功能是吸收水分。

2.

风水宝地

我家祖籍是上海市宝山县的顾村。

许多人没有想到我的祖籍是上海，因为我人高高大大的，完全是北方人的样子。像安安那样的体型，才是典型的南方人表现。我的祖父我都没有见过。我父亲家是个大家族，他们是最早到上海宝山县的那六个顾姓人的后代。据后来出版的上海宝山县的县志记载：民国元年（1912年），我的祖父顾珍彝创办了上海顾村农事小学，"顾村"因此得名。父亲在家里男孩儿中排行老三，上有两个哥哥，下有一个弟弟。我大伯是我父亲最亲的亲人，大伯也是家中的老大，常说的"长兄如父"，可见大伯在家中的地位。抗战时期，父亲就是跟着大伯一起"逃难"的。大伯天资聪颖，考上了上海交大，后来成为上海知名大企业的总会计师。父亲则北上北京，考上了北京大学的先修班，后来上了北京大学。

从我做了医生以后，就开始研究大肠癌。因为父亲是泌尿外科医生，我们在家里也经常探讨外科学的问题。我记得父亲那个时候参加由裘法祖教授主编的《外科学》教材，父亲负责的是《泌尿系肿瘤》这一章节。由于编写教材，父亲结识了许多国内的"大咖"，因为父亲知道我重点研究大肠癌，就主动将我介绍给了我国研究大肠癌的知名教授——浙江大学的郑树教授。

从20世纪70年代起，郑树教授发现，位于浙江省的海宁县和嘉善县的大肠癌发病率显著高于其他地区。这一点，引起了郑树教授的极大兴趣。郑树教授带领浙江大学医学院附属第二医院的专家团队，深入海宁和嘉善县，进行了为期数十年的潜心研究和调查。经过对海宁、嘉善等地居民20年的随访以及对他们饮食习惯的长期观察，郑树教授发现：吸烟，饮酒与食用红烧鱼是导致当地大肠癌高发的罪魁祸首，当地的吸烟百姓当中，同时每周食用高温、油炸红烧鱼的人，罹患大肠癌的危险性最高。大肠癌的高发地区表现出了明显的地域差别。我国的河南省林县是食管癌的高发地区，而胃癌的高发地区是山东的临朐县。一个共同的现象是，这些地区的生活习惯与当地高发癌症显著相关，例如河南林县的人喜欢吃"滚烫食物",山东临朐县的百姓喜食"酸煎饼"。不同的生活习惯里,都暗藏着容易被大众忽略的物理的、化学的致癌因素。

　　事实上,每个人都有可能罹患大肠癌。世界卫生组织国际癌症研究机构(IARC)发布了2020年全球最新癌症负担数据,预估了全球185个国家36种癌症类型的最新发病、死亡病例统计数据以及癌症发展趋势。这项最新预估数据显示,2020年全球新发癌症病例1929万例,其中男性1006万例,女性923万例;2020年全球癌症死亡病例996万例,其中男性553万例,女性443万例。2020年中国新发癌症病例457万例,其中男性248万例,女性209万例;2020年中国癌症死亡病例300万例,其中男性182万例,女性118万例。

　　2020年中国癌症新发病例457万例,其中结直肠癌占所有恶性肿瘤的第二位。新发病例数前十的癌症分别是:肺癌82万,结直肠癌56万,胃癌48万,乳腺癌42万,肝癌41万,食管癌32万,甲状腺癌22万,胰腺癌12万,前列腺癌12万,宫颈癌11万,这十种癌症占新发癌症数的78%。结直肠癌是个"富贵病",越是经济社会发展好的地方,结直肠癌的发病率会越高,这和我们的饮食结构的改变有明显关系。

　　中国的大肠癌有显著的地域分布特点,高发地区是长江中下游地区。上海市,还有我国香港地区的大肠癌的发病率也非常高,表现出显著的地域特征。大肠癌的"风水宝地"，已经引起了专家和政府部门的重视。相关部门已经着手协助改变当地的不健康生活习惯，帮助群众树立健康的生活方式，积极开展癌症的早期筛查，采取大肠癌地域预防的主动干预措施。

一句话口袋书

大肠癌具有显著的地域特征。

神秘家族

我对新来的学生都有要求。无论是来自综合医院的医生还是直博的学生，他们一般对大肠癌的知识都比较匮乏。特别是像安安这样的"临床小白"，一定要抓紧时间恶补大肠癌诊治的相关知识。我和学生们有个微信群，名字叫"顾老师研究生群"，我看到好的文章，就推给他们，大家一起学习。我定期布置他们写综述，让他们尽快进入角色。其实罹患肠癌的因素很多，例如遗传因素——

患者老刘来自安徽。

两年前，老刘罹患直肠癌，我给他做了根治手术。肛门保住了，他特高兴。最近他又来到我门诊，说肛门部不舒服。我怀疑他肿瘤复发，做了肛门指诊，发现局部很硬。做了盆腔核磁检查，结果发现肛门部瘢痕重。真的不能除外肿瘤复发。于是，我建议他住院，我要在麻醉的情况下，给他做多点的病理活检。经过漫长的等待，病理报告出来了，他的直肠病理活检都是阴性的。老刘自然开心得很。

安安查过他的病例，告诉我说，老刘的家族好多人都得了结肠癌。我之前并没有注意到这个问题，马上问老刘："你们家好多人都罹患结肠癌？"

"是啊。"他没有思考就回答我。

"那怎么没早说啊？"

"您也没问啊！"他还挺委屈。老刘说："我们家有个堂兄弟，刚刚诊断结肠癌，听说您给我手术，他下周就过来找您！"我说："好啊。"

果然，周四我的门诊，他堂兄就来了。

"顾院长，我是老刘的堂兄，我们家怎么都得这个病啊？"他高高大大，胖胖的身材，带着手指粗的金项链，一手夹着黑色的皮包，看上去鼓鼓的那种。向后梳得闪闪发光的油头，皮夹克，牛仔裤，豆豆鞋，完全是一副老板的派头。

"听说您的家里好多人都得结肠癌？我们想跟踪一下你们的家族，做整个家族成员的基因检测，您觉得行吗？"我问他。

"那当然好了，我们的家族是有这种病，好几个亲戚都死于结肠癌。您看我们怎么办？"他回答。

"我一看您就是个大老板！"我说。

"您看出来啦？"他很开心！赶紧说，"做点小生意而已。"谦虚了一下。

"您看能否带您的亲属都过来做个检查？"我说。

"可以啊，没问题！"他大包大揽起来。

"所有家族成员！"

"啊？"他掰着手指算了下，要二十大几个人呢，路上交通，到了北京人吃马喂的，消耗不小啊。他心里盘算。

于是他立即改口了："顾医生，我们人都过来，有点困难，他们都上班，还得请假。要不您派个医生护士，我们出资，让他们到我们村，我把大家都集合起来，给他们集中抽血如何？"

我想了一下，也可以。小高大夫就是安徽人，可以派他带一个护士去。

"那好吧，我们就这么定了。"

那次我们还真的收集到了一个林奇综合征的家族资料！

我们每天都接触结直肠癌病人，在临床实践中，也发现了许多结直肠癌的病人有家族聚集现象。通常我们称之为"遗传性大肠癌"。其实，最早发现结直肠癌有遗传倾向的是一个美国的病理学家。

您可能问："为什么是病理学家先发现的呢？通常我们在看病的时候从来没有看见过病理医生啊？"

如果我们把去医院看病作为一个普通的医疗行为的话，我们的病人通常是见不到病理医生的。那么什么是病理医生呢？看看我们的就医过程：

首先我们去医院要挂号，我们是挂内科还是挂外科呢？这是我们要考虑的第一个问题。

假如一个腹痛的病人，如果腹痛不是那么剧烈难忍的话，一般是先看内科医生。经过内科医生的检查，发现病人腹部有个包块，那么，内科医生就把病人介绍到外科医生那里。（急腹症就不一定遵循这个顺序了，急腹症可能要先挂外科，女性的急腹症也可能检查后转至妇产科。）

我们外科医生看了病人，觉得有问题，要把这个包块"拿走"。于是，我们的外科医生就安排手术把这个病人的包块切除了。

手术后，病人家属就找到我们，他们一般最急切地要知道，"切下来的这个包块是良性的还是恶性的？"我们会和家属说："要等病理科医生做出最后的诊断，因为，我们切下来的病变，病理科医生要到显微镜下面去认真地分析，鉴别是良性的还是恶性的。"

重点来了：病理科医生就是我们手术结果的"法官"，判定我们切除的病变是"朋友"还是"敌人"。好的，下面我给你讲讲"神秘家族的故事"[1]。

时间追溯到一百多年以前……

1895年，美国密歇根大学的知名病理学家沃辛（Warthin）像往常一样在他的办公室做着自己的事。最近外科转给他的一个病例引起了他的极大兴趣。病人是一个中年女性，名字叫G，G是一名裁缝。她最近罹患了抑郁症，为什么呢？因为这个女裁缝的家族出了一个怪现象：她们家族的人当中，在过去的几十年里，陆续分别患上了结肠癌或子宫癌而相继死亡。

慢慢地，G明显地感觉到一种恐怖的死亡气息正向她逼近，"为什么我们的家人，亲戚都相继死于一种疾病？难道是我们的家族遇到了什么？上帝啊，我会不会也正在走近死亡？"她甚至努力地去回忆，"我们的家族做过什么坏事？上帝为什么要这样惩罚我们的家族呢？"G女士似乎感觉到一张无形的大网，好像是什么魔咒，向他们的整个家族袭来。随着年龄的增长，G女士愈发感觉到恐惧和焦虑，睡眠也变得极差，她几乎要崩溃了，带着这些困惑，来到了医院。她的医生在经过检查后告诉她说，她患上了抑郁症！

在医生那里，G女士把自己患上抑郁症的原因归咎于整个家族正在经历许多亲属罹患癌症相继死亡的恐怖事实，特别是结肠、胃和子宫。

沃辛医生凭着几十年的临床经验，敏锐地感觉到这个神秘的家族肯定不一般！沃辛医生开始记录 G 的临床表现和他的家族罹患癌症的具体情况，一个一个地分析每一个病人的症状，了解他们的亲属关系，勾画出他们的家谱和患病的图谱。他从密歇根大学医学院的病案记录中收集了 G 家族的完整资料（命名为 G 家族），以及其他两个易患癌症的家系，并在 1913 年发表了他的观察结果。他指出，癌症表型在这些家庭中的传播与孟德尔提出的常染色体显性遗传规律是一致的。他继续跟踪 G 家族，直到 1930 年代中期，沃辛的同事豪瑟（Hauser）和韦勒（Weller）发表了一份最新报告。关于 G 家族的报告是世界上最早全面记录对癌症家族聚集的观察之一，这为发现癌症和现在被称为"林奇综合征"的疾病、阐明发生的机制奠定了基础。

我们的故事还没有结束。

时间转眼来到 1962 年，美国的青年医生亨利·林奇（Henry T. Lynch，1928—2019），在他的内科住院医生期间，遇到了一个来自内布拉斯加州的病人，名字叫做 N。他的家族史与病理科医生沃辛医生感兴趣的女裁缝病情极为相似。这个病人长期酗酒，情绪极为低落。大量的酒精在体内聚集给他的身体造成了严重的伤害。病情一度恶化，发生了震颤和谵妄。

要知道，在医学上，病人出现谵妄是非常危险的重症神经系统障碍的表现。经过医院的积极抢救，该患者从震颤性谵妄中奇迹般地恢复了。大病初愈的 N 先生告诉年轻的林奇医生，他喝酒是因为他确信自己会死于结肠直肠癌（CRC），因为他的家族中几乎每个人都死于这种疾病。

这个消息引起了林奇医生的极大好奇，林奇医生努力地收集了 N 先生及其亲属的相关医学资料，整理完成了一份详细的家族病史，林奇医生惊奇地发现，这个家族非常有来头——在 N 先生的整个家族中，有许多的家族成员都罹患了结肠癌！这些人分布在不同的辈分中，也就是说家里几代人都有罹患结肠癌的病人，而且他们当中的一些人几乎都是因为结肠癌而故去。林奇立即想到了家族性腺瘤性息肉病（FAP）。

家族性腺瘤性息肉病是当时医学界已经明确的一种遗传性疾病。主要表现是家族成员中聚集发生肠息肉和腺瘤，而且满布肠道。他们往往从很年轻就开始发病。医学上已经认识到这是一种遗传性的疾病，家族中罹患多发肠腺瘤病的病人，到 50 岁以后几乎都会发生结肠癌。因为在此之前，N 先生家族许多人死于结肠癌，有理由高度怀疑是家族性息肉病。然而，林奇医生通过对 N 先生家庭成员的医疗和病理记录进行了深入审查，发现这个家族并没有发现成员中有肠内大量的肠息肉病表现。因此，林奇医生开始质疑这是否可能是一种未曾被人们认识的新的综合征；是否有一种新的没有被人们所认识的与遗传相关的结肠癌，且区别于我们所认识的家族性息肉病导致的结肠癌呢？不久之后，这个家族中还有病人罹患其他的癌症，特别是子宫内膜的癌症，林奇断定这是一个特殊的遗传综合征！累及整个家族的综合症，林奇医生将其命名为 N 家族（代表内布拉斯加）。

此后，密歇根大学的玛乔丽·肖（Marjorie Shaw）告诉林奇医生，她手里有一个家族，其临床和病理结果与 N 家族相似，这个家族被命名为 M 家族（代表密歇根）。这两个家庭的血缘关系资料由林奇医生等于 1966 年在内科医学杂志上发表。尽管人们对这一现象的兴趣迅速上升，但由于那个时代强调环境因素是癌症致病的唯一原因，因此资助机构不愿意接受这种癌症家庭综合症（CFS）在病因学上的可能性。其实，还有一个现在看来非常有意思的事实，这两个家庭都来自美国中西部农业社区，在农业产业中接触过杀虫剂和其它潜在的致癌物，这一事实似乎与那一概念一致。由于林奇医生的发现，后人们就把这种遗传性大肠癌命名为"林奇综合征"。

这个故事说明遗传因素是大肠癌很重要的致病因素之一。如果您的家族里很少有人罹患大肠癌，恭喜您，您应该庆幸没有出生在一个大肠癌高发的家族。为什么大肠癌会有家族性聚集的现象呢？这就是我们的基因在作怪！

我们知道，正常人体是由几十万亿个细胞组成，可以简单地分为体细胞和生殖细胞（精子和卵细胞等），我们人体的各种功能都离不开这些细胞。每个体细胞有 23 对共 46 条染色体，其中22 对为常染色体，1 对为性染色体，女性性染色体为 XX，而男性性染色体为 XY。这些染色体上存在不同的基因，这些基因与环境等其他因素一起决定着我们的高矮胖瘦等等。

生活中我们不难发现，身材较高的人，他们的子女一般来说个子也比较高，子女通常在外表上与父母有相似之处，这就叫遗传。但是在 19 世纪以前，人们只是知道这种现象，却不知道原因。遗传学的起源可以追溯到 1865 年孟德尔做的植物杂交实验。

格雷戈尔·约翰·孟德尔（Gregor Johann Mendel，1822—1884）[2] 1822 年出生于奥地利一个贫寒的农民家庭，父母都是园艺师，因此孟德尔对植物有很深入的了解。善于观察的他想弄清楚：为什么同一种植物有的长得高，有的长得矮，有的花是白色，有的花是红色？孟德尔开始了豌豆实验。

孟德尔将纯种开红花的豌豆与开白花的豌豆进行杂交，发现子代（第二代）豌豆开的都是红花，然后他在子代之间进行杂交，发现孙代豌豆既有开红花的又有开白花的。这是为什么呢？孟德尔设想在细胞体内或许存在着一种"遗传因子"，这种"遗传因子"在体细胞内是成双成对儿存在的，而在生殖细胞里是成单存在的，假设开红花的豌豆细胞内遗传因子为 DD，开白花的豌豆细胞内遗传因子为 dd，那么子代豌豆细胞内遗传因子就是 Dd，而含有 Dd 遗传因子的子代之间进行杂交产生的孙代豌豆细胞内的遗传因子就有可能是 DD，Dd 以及 dd，说明只要含有一个遗传因子 D，豌豆就开红花，而只有两个遗传因子都为 d 时，豌豆才开白花。孟德尔又做了豌豆其它性状的实验，比如高、矮茎，豆荚的颜色等，都得到了相同的结果。当时并没有"基因"的概念，现在我们知道所谓的遗传因子就是"基因"，而每一对染色体上有两个"等位基因"，就对应了两个遗传因子，D 对应的是显性基因，d 对应的是隐性基因，只有当两个等位基因都是 d 时（即 dd），隐形基因控制的特征才会表现出来，这就是为什么有些人不高，但他父母的身高却很高，也是为什么两个正常人可以生出患有白化病小孩的原因。

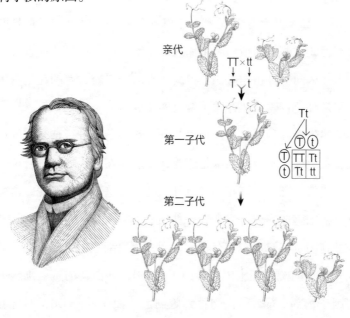

亲代

TT×tt

T t

第一子代

Tt

	T	t
T	TT	Tt
t	Tt	tt

第二子代

孟德尔的遗传理论

两个"等位基因"都为 T 的高茎豌豆与两个"等位基因"都为 t 的矮茎豌豆杂交后，子代均为高茎豌豆。子代基因为 Tt，子代间进行杂交后，孙代豌豆既有高茎又有矮茎，并且高茎：矮茎 =3：1。

肿瘤是机体在内、外各种致瘤因素的长期协同作用下，局部组织细胞在基因水平上失去对其生长的正常调控，导致细胞异常增殖形成的新生物，所以肿瘤与基因是密切相关的。我们正常人体内绝大多数的细胞都会进行自我更新，由一个细胞变成两个完全相同的细胞，这个过程叫做有丝分裂，所以我们才能生长、发育。在有丝分裂的过程中会发生基因"突变"。顾名思义，"突变"就解释为突然变化了，偏离了正常的分裂。如果这种突变发生在生殖细胞中，就有可能遗传给他们的下一代，这个时候只是来自父亲或者母亲的一个等位基因发生了突变，当另一个等位基因在身体内外各种致瘤因素的作用下于分裂过程中也发生突变的时候，肿瘤细胞就形成了。基因是我们身体的遗传物质。我们每一个人，在出生以前或者是胚胎的时候，就毫无例外地从我们的父母中继承了他们的基因。这个基因是什么？简单地说吧，就是一连串的遗传密码，一半来自母亲，另一半来自父亲。这些基因决定了我们的长相，我们的身高，我们的许多生理特征。我们会遗传我们父母的优点——聪明、机智，我们的子女和我们一样考上了好的大学，这就是基因作用。同时我们也吸收了他们的缺点；更糟的是，我们的父母如果携带了可以传给下一代的疾病的"不好"的基因，你也没有理由、也没有可能拒绝，必须照单全收！林奇综合征的病人就是家族中所有亲属携带了"不好"的基因，大肠癌就不可避免地在他们的亲属中陆续出现。但是并不意味着家族中每个人一定会罹患大肠癌，只是说，比别人罹患大肠癌的机会要高出好多倍，属于"高危人群"。如果你不幸携带了这种基因，你会像G女士那样抑郁吗？

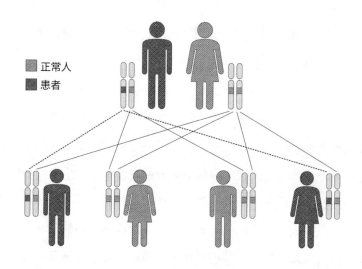

林奇综合征家族遗传示意图

林奇综合征是一种常染色体显性遗传病，当父亲或者母亲的一个"等位基因"携带致病基因而患有林奇综合征时，他们的子女有50%的可能患有林奇综合征。

参考文献

1. LYNCH HT, SNYDER CL, SHAW TG, et al. Milestones of Lynch syndrome: 1895—2015[J]. Nature reviews Cancer, 2015, 15: 181-194.

2. GAYON J. From Mendel to epigenetics: History of genetics[J]. Comptes rendus biologies, 2016, 339: 225-230.

一句话口袋书

大肠癌和遗传因素有关，遗传性大肠癌占所有大肠癌人群的 5%。呈家族性聚集现象。

4.
躺平一族

　　你们知道作为一个医生给自己的同学或者老师治病是什么感受吗？那是十多年前的一天，我门诊来了一个女病人。通常每天我要看三十多个病人，由于病人较多，我只能一个接一个低着头看病人的资料，还真是很少仔细去端详病人。

　　安安到诊室的走廊里喊这个病人的名字，那个时候我们的门诊还没有电子叫号器。病人的名字引起了我的注意：GGL，这不是我的中学同学名字吗？

　　为什么我的中学生活已经过去四十多年了，我还记得她呢？因为，G同学是我们班真正的"学霸"。为什么这么说呢，当时我们高中毕业考试，七门课她都考了100分！尽管我们那个时候学的知识都比较简单。1966年我们从小学入学，到高中毕业的十多年中，正好是文化大革命。文革结束后邓小平同志重新主持中央工作，决定在全国恢复高考，给我们这届学生一个参加高考的机会。由于历史的原因，我们 1977 年的高考，汇集了过去十年沉淀下来的一代青年人，高考规定，应届毕业生和往届毕业生的录取分数线不同。G 同学是我们学校这一届参加高考的同学中唯一直接被录取的应届毕业生！

会是她吗？我仔细看了，真的是她。她也认出了我，非常高兴，但是因为疾病，看上去情绪有点低落。四十多年的老同学，因为疾病在医院相遇，彼此成了医生和患者。经过检查，她罹患了一种比较少见的良恶性交界的肿瘤，也就是介于良性肿瘤和恶性肿瘤之间的肿瘤。

后来，我给她实施了手术，手术非常顺利。病理结果出来了，也偏向良性。她很开心，经常和我联系，现在依然很健康地生活。

这个世界其实很小，我们的中学、小学的同学们，都知道我是医生。随着年纪逐渐增大，他们大都退休了。在过去的几十年里，除了 G 同学，先后还有两个同学得了结直肠癌，找到我给他们诊治。

就在两年前，先后有我的两个中学男同学找到我，因为他们都被诊断出结肠癌！而且令人匪夷所思的是他们都是我们那个时代的体育明星！

S 同学第一次到我门诊时，我是知道的，他们班的班长告诉我说："顾大夫，我们9班有个同学叫S，你记得吗？"，我当然记得。他是我们当时中长跑的冠军！记得那时候他在先农坛体育场接受专业训练，个子不高，但是一身腱子肉。虽然我们认识，但是，他不爱说话，而且当时的体校同学，只上半天课，另外半天要去训练。我们基本上没有什么交集。

"你让他过来吧"我回复说。

S同学走进我的诊室时，我基本上没有认出他来。时间是把杀猪刀，他真的变了。当然我也知道，岁月不饶人，我们都老了。但是，骨子里总还是觉得自己没老，而感觉人家老了。如果不是来看病，我们这些同学可能这辈子也见不到彼此。

"S，是你吗？时间太久了。"我说，

"你好。"他依然不爱说话。他的妻子也是我的同学。

"你是我们那个时候的体育明星啊！"我这样说。

S同学不好意思地摇摇头。

"还运动吗？"

"早就不运动了！"他低下头。

我完全看不出他当年意气风发的样子了。也是啊，又有疾病缠身，怎么能和当年比呢？无独有偶，我的同年级另外一个男同学 A 是我诊治的第二个老同学。A 当年每天充满活力，永远是朝气蓬勃。特别是他高挑的身材，在同学中异常显眼。红红脸膛，永远洋溢着运动的光芒。这两个我们印象中的"运动健将"，都是半职业的田径运动员，晚年怎会罹患大肠癌呢？

安安仔细分析了这两个病人的生活史以后，告诉我说："老师，您这两个老同学，青年时代都是体育健将，但是，他们有一个共同的特点，是他们后来就很少参加运动！"这句话，让我有非常深刻的反思，尽管我们知道，大肠癌的发生因素很多，但是，他们两个人成年后运动较少，和普通人群没有什么区别，较少的运动，或许会是他们得大肠癌的原因之一吧？

事实上，运动和大肠癌的关系，是近些年来才明确的。来自美国的一项研究资料，包含了来自美国和欧洲的 144 万的大样本人群。他们观察了休闲运动和癌症的相关关系。分析发现，持续地主动进行体育运动锻炼，可以显著降低罹患包括结直肠癌在内的疾病的发病风险 [1]。另一项只针对大肠癌与运动关系的综合分析研究，回顾了 2008 年以来已经发表的 52 项针对大肠癌与体育运动的关系研究，也明确了，经常参加主动的体育活动可以显著地降低罹患大肠癌的风险[2]。最近还有一项研究发现，久坐的人群，其实就是现实中的"白领"，长期坐办公室的人，罹患直肠癌的风险增加。所以说，经常参加体育运动，并且这种运动是持久的、有一点强度的主动运动，可以显著降低发生大肠癌的风险。在这儿我提醒所有人，尤其是年轻人，应该经常参加体育活动，不要沉迷游戏、总是"宅在家中"，否则对健康非常不利！

参考文献

1. MOORE SC, LEE IM, WEIDERPASS E, et al. Association of Leisure-Time Physical Activity With Risk of Types of Cancer in 1.44 Million Adults[J]. JAMA internal medicine, 2016, 176: 816-825.

2. WOLIN KY, YAN Y, COLDITZ GA, et al. Physical activity and colon cancer prevention: a meta-analysis[J]. British journal of cancer, 2009, 100: 611-616.

一句话口袋书

运动可以减少罹患结直肠癌的风险。

超重大叔

我从好多年以前就不参加医院的值班了，已经不习惯晚上电话铃响。

因为我的学生们都已经成熟了，他们都能处理一般的临床问题，所以一般情况下是不会夜里叫我的。我也就每天高枕无忧地把手机调成静音，因为许多时候微信的提示音会响，总有一些"夜猫子们"夜里不睡觉，发微信。

这天，深夜1点35分，我正睡得昏天黑地，隐隐约约地感觉到眼前一闪一闪的灯光。是梦境还是手机显示屏？职业的敏感提示我，可能是我的手机响了。

我定睛一看，是安安打来的。

他在值夜班。按理说，他有问题不应该直接给我打电话，他有"二线"（我们通常把值班上级医师叫二线值班，简称"二线"），我挺纳闷的。

"顾老师，您认识的那个您的熟人，前天手术那个，伤口裂开了，二线说是您的关系，让我请示您。"安安战战兢兢地说，"我知道太晚了，您一定休息了，但是二线老师一定让我给您打电话！"他听上去还是挺委屈的。我知道，二线的大夫担心这个病人是我的关系，处理不好的话可能会落埋怨。

"是哪个病人？那天我做了四个病人呢！"

"就是那个特胖，还非要保肛的那个。好像是在铁路上工作的工程师。"

我知道了。是山东的医生朋友介绍的一个病人，40多岁，严重超重。大腹便便，喜抽烟，好喝酒，爱吃肉，属于无肉不欢的那种。

"你告诉二线，我知道了。让他缝合吧。"我告诉安安。

"好的好的！"安安赶紧答应道。

放下电话，还是有点不放心。这个病人超胖，伤口缝合也一定不容易。今天的二线好像有点弱。我还是决定亲自出马。

幸亏我赶到医院了，这个病人除了腹壁伤口裂开，吻合口也没有长好，出现了吻合口漏！如果不及时处理，残余的腹腔感染，后果不堪设想。病人严重肥胖，肚子里的大网膜非常肥厚，腹腔压力大，加上麻醉效果不佳，肚子太紧（就是我们手术的切口不松弛，手术显露困难）！我请麻醉科主任也过来，给了肌松药，肚子松了，处理好吻合口，也把伤口用减张缝合法缝合，顺利完成了手术。

那是半个月前的事。山东的医生朋友给我打电话，说有一个好朋友得了直肠癌。在当地做了术前放化疗，由于病人太胖，肿瘤位置又靠近肛门，保肛极度困难。他们没有把握，介绍来找我。

我说："是你朋友？"

朋友说："是啊，好哥们，他就是不听我的劝，喝酒太厉害，爱吃肉，还不运动。抽烟也特凶。完全不健康的生活方式，体重240斤，您可得有点思想准备啊，确实不好整，我们是朋友，真的不好意思给他做，其实您知道，我真的没把握！"

"好吧。"我就接收了这个"超级病人"。后来病人恢复还不错，高高兴兴地返回了山东。

为什么他会得直肠癌？这个肥胖就是元凶。现在的生活太好了，想吃肉就有肉。自己要不控制，运动少，一定能吃胖。

我出生在20世纪的50年代末。我们那个年代饮食主要是以粮食为主。那个时候，肉是有限量供应的。每人每个月政府发"肉票",定量配给。主食是吃饭的主要内容。我们家孩子少,粮食够吃,如果家里孩子多,就连主食都不能保证有足够的大米和白面吃了。要补充粗粮,如玉米面啊,蒸窝头,贴饼子啥的。家里吃的菜,都是常见的品种,如黄瓜、西红柿。鸡蛋也是定量供应。但是,那个时候很少听说谁得了结肠癌。

安安曾经问过我,"老师,您的姥姥也是生活在 20 世纪物资困乏的年代,为什么她会得结肠癌呢?"

姥姥为什么会得结肠癌?我现在分析可能有一个因素必须要考虑:姥姥的牙非常不好。事实上她其实没有几颗牙。从中年开始,姥姥的牙就不好。倒不是经济条件受限不能去医治,据妈妈说,是因为"姥姥怕疼",始终没有去医治她的牙,因为要想解决她的牙疾,就必须拔掉所剩无几的旧牙。姥姥一直没有下决心,直接的结果是她只能吃煮得比较烂的、易消化的食物,她自己吃的米饭都要煮得很烂。因此,姥姥很少和我们一起吃,大多数情况下,老人家自己给自己烧饭,做得很烂,好消化。

记得她最拿手的菜是"炒豆板"。就是用新鲜的蚕豆，用冷水长泡，然后用水煮得很久，豆瓣变得很烂，姥姥把其中的豆皮去掉，只剩下豆子的肉研成豆泥。由于高度近视，姥姥在这个步骤有点困难，但是她做起来一丝不苟，最后总能把其中的蚕豆皮完全去掉。然后热锅凉油，放葱花，把豆泥放进去，还要放些腌制的雪里红碎末，盛在碗里，可以吃好长时间。还真的很好吃，那个年代有豆板吃也是很幸福的事了。我们住的医院宿舍是一个大院子。我们住在西院的楼上。姥姥搬到北京，爸爸妈妈从单位给姥姥姥爷借了一小间房子，在院子的后院。我们自家做的饭菜，姥姥嫌硬，咬不动，就是吃不到一块儿，加上姥姥年纪大了，我们的楼虽然只有两层，姥姥上起来还是有点吃力。我们基本上是各自做各自的饭。姥姥在后院，自己做饭。当然我们也经常给姥姥送些吃的。妈妈经常把有些炒菜煮得烂些让我给姥姥送过去。尽管这样，姥姥有时候也喜欢吃一些我们认为她咬不动的东西，比如海蜇。姥姥是苏州吴江人，她特别喜欢吃海蜇。我们都知道海蜇很韧，没有牙是没法吃的。但是姥姥喜欢吃，有时候家里有海蜇上桌，姥姥看了就对我说，"海蜇到人的肚子里是会化的！"我们都知道她想吃海蜇，但是爸爸妈妈怕她牙不好不给她吃。当然我有时偷偷给姥姥留点海蜇，姥姥确实很开心，虽然有点咀嚼困难，仍然乐在其中，回味无穷。

姥姥罹患结肠癌和她的饮食习惯是否相关无法证实，牙不好导致粗粮和蔬菜等富含纤维素食物的摄入减少，是否是姥姥罹患结肠癌的原因呢？

肥胖和大肠癌的关系已经是不争的事实。换句话说，肥胖是导致大肠癌的重要因素。我们首先要了解，什么是肥胖，是不是长得胖的人就都是肥胖呢？

我们对肥胖有一个客观的评判标准才行啊——

身体质量指数（简称体质指数，又称体重指数，英文为body mass index，简称 BMI），是用体重公斤数除以身高米数平方得出的数字，是国际上常用的衡量人体胖瘦程度以及是否健康的一个标准。当我们需要比较及分析一个人的体重对于不同高度的人所带来的健康影响时，BMI 是一个中立而可靠的统计指标。世界卫生组织公布的成人肥胖的标准是 BMI 高于 $30kg/m^2$，一个BMI 达到 $24kg/m^2$ 的中国人现在被认为是超重，而理想的 BMI 是$18.5kg/m^2$ 至 $23.9kg/m^2$。

造成肥胖的原因很多，主要有大量的动物蛋白及脂肪的摄入，特别是"红肉"的摄入。什么是"红肉"？通常是指猪肉、牛肉和羊肉。"白肉"则指的是鸡肉、鸭肉、鹅肉、鱼肉等。要特别注意的是，烧烤、熏制的红肉致癌物质显著增加，是引发大肠癌的高危因素。同时，饮酒、高蛋白饮食等不良的生活习惯一定要改！

一句话口袋书

肥胖、吸烟、加工红肉大量摄入、饮酒，都是大肠癌的致病因素。

不要不开心

　　H 市肿瘤医院的老院长给我打电话，说有个朋友要来北京手术。我说："可以，没问题。"

　　病人四十多岁，戴一副黑框眼镜。消瘦，身体有点单薄。

　　"从衣着上看，他一定是一个领导。"安安和我说。

　　"为什么你说他是领导呢？"我问安安。

　　"您记得他一进来就和您握手，上身穿一个深色夹克，里面是白衬衫，就是电视里领导视察时穿的那种，好像是发的夹克吧？"安安解释道。

　　"而且，您看，普通病人一进来就说他哪里不舒服，这个人一进来，气宇轩昂，四方步，稳健而坚定！先和您握手寒暄，哪里是来看病，分明就是领导视察基层检查工作的样子嘛！"安安的解释让我笑出了声。他说得有点儿道理哈。

病人由他妻子陪着，来到我的门诊。

"大夫，我平常身体挺好的，就是这段时间以来觉得身上没劲儿，乏力，而且瘦了许多。"

"他工作太忙，现在又是区里领导班子换届的关键时刻，基本上没有休息。我看他脸色不好，督促他去做检查。我们在湖北有好多朋友，他不让找！"他妻子看上去很无奈。有点愤愤不平的样子。

老院长告诉我，这是他最好的朋友，人非常好。是H市委组织部的负责人，年轻有为，工作正是如火如荼，却不幸患病。他不想被人知道。老院长还说："他这两年是关键时刻，很有可能再进步，省级后备，这个关键时刻，不能有闪失，无论是工作还是身体。许多人看着呢，都盯着这个进步的位置啊！"老院长语重心长，电话里都是低声耳语，恐怕有人听见。"所以我让他找你，在你那儿住院手术，你一定要给他保密啊！"

我知道，这个病人很特殊，尽快给他收入院了。

我给他安排了手术，术前评估还是局部进展期吧，意思就是他的病情还是属于中期吧，不算早期肿瘤，从现有的资料看，还不是肿瘤晚期。

手术前，他妻子再一次到我办公室，和我说："我们家老C不爱说话，您知道，他当这个官真的不易。当初他在大学教书，我们特别开心，每天也非常省心。十年前，他的老师，在省里工作的领导，非要他过来'帮忙'，说今后有进步的机会。我当时不同意，我们在大学挺好的，尽管收入不高，但是每年有寒暑假，只要没有课就可以在家做自己想做的事。可老C还是心动了。他其实不适合做领导，这些年您可不知道，每天没白没黑地干工作。他其实就是个书呆子，官场那一套他来不了，喝酒也不行，人家送礼他也不收，人家拜托的事也办不成。这些年得罪了好些朋友和亲戚！"

"两年前，他的老师，现在已经退居二线，让他安排一个区的副职，他知道这个关系户民主测评很不好，但是只要他一句话就没有问题。他还是纠结。这位也不是等闲之辈，还拜托了其他领导多方打点，又亲自天天来我们家说情，又是送礼，又要给我们在外地上学的女儿买礼物。老师也亲自上门找他。他最后还是没有安排这个人。老师气得住了院，说我们家老C忘恩负义，从此和我们家绝交！各种事，让他心力交瘁，我看着真心疼啊。可我就是一个教书的，也帮不上他的忙。我几次劝他不要再干了，回学校教书吧，他说：'已经没有回头路了。'就这样他每天压力特别大，睡觉也不好，严重失眠。加上一直超负荷工作，最后就是今天这个样子！"他妻子说到这，泣不成声："顾大夫，我们的孩子大学还没有毕业，老C还不算老，您一定救救他啊！"

手术如期进行，打开肚子我看到了最不愿意看到的一幕：老C的肿瘤在腹腔内广泛转移，整个腹腔都充满米粒大小的结节。我还是把肿瘤切掉了。但是，这个病人已经是Ⅳ期结肠癌。什么意思呢？通常我们通过术前评估，最后可以把大肠癌分为四期：Ⅰ、Ⅱ期是早期，发现得比较早；Ⅲ期是局部进展期，需要术后的治疗；而Ⅳ期就是晚期了，需要姑息治疗，是预后最差的一种。

我无奈地把这个消息告诉了等候在手术室门外的老C的妻子。她听了我的解释，几乎昏过去了。晚上，我把这个消息告诉我在H市的院长朋友，他听了以后非常惊讶，连连说："老C是个好人，他不该这样！不该这样！"

手术后，老C住进了监护病房。等他回到普通病房后，我和他进行了一次严肃的谈话。当然，我不是他的领导，我只是一个医生。我从医生的角度和他谈他的后续治疗。他显然已经知道了手术后的结果。加上刚刚手术后，他看上去更加憔悴，消瘦而苍白的双颊，头发凌乱，完全没有刚来时的样子。

"大夫，我知道我的情况不好。您看我后续还要做什么？"

"您的病情不容乐观，手术恢复后要立即开始化疗。"

"化疗？您说的是我不能马上回去工作？"

"您肯定不能马上工作，要好好休息。否则肿瘤还可能会局部复发。况且，您的肚子里还有一些小的病灶我们无法通过手术清除干净！"

他默不作声。他的妻子在一旁默默地抹着眼泪。

"老C，你就别犹豫了！你还想着回去工作？你的命都不要了？娜娜还没有毕业，你如果有了三长两短，我们母女该怎么活啊！"她哭了起来。

"大夫，我们市里几个区的人大政协面临换届，正是要劲儿的时候，我这个时候不在，工作没法交代啊！"老C喃喃地说。只见他眉头紧皱，双手不断地相互搓着。

"你还工作工作，你就不为我们母女想想啊？"妻子说道。

"老C同志，您是领导，肩负着许多重要工作。但是，您要知道，您的身体状况非常需要您好好休息。而且后续的化疗一定要跟上。您要知道，工作是做不完的。但是，身体是你自己的。您要为自己想想，为自己的家人想想。"我说。

最后，老C还是没有在我们这儿继续治疗，他回到了H市，瞒住组织，全身心投入工作。他想通过工作，忘记自己是个病人。不幸的是，半年后，他又病倒了。据他妻子告诉我，老C的肿瘤复发了。很快全身转移，不久以后离开了人世。他的妻子在焦急、担忧、恐惧中饱受煎熬，一年后也诊断出乳腺癌。

事实上，结肠癌和人的精神状态、生活环境有直接的关系。现代人生活节奏很快，加上不规律的生活习惯，年轻白领的工作压力大，要买房，还房贷，买车，结婚生子，真的是承受着来自方方面面的压力。生活工作压力大真的对人体是个伤害，也是造成罹患肿瘤的重要原因。我记得一个我们国家级电视台的著名播音员，从没有在正式演播的时候读错过字！这是多么难的事情啊。很不幸的是，他最后得了肿瘤。长期工作压力过大是罹患癌症的重要原因。

2010年，美国俄亥俄州大学的科研人员，在世界顶尖杂志《细胞》上面发表了一篇非常有趣的研究[1]。他们研究了动物生活的微环境，幸福生活环境组与对照组，对黑色素瘤和结肠癌生长的抑制作用及其机制。他们设计了一种"幸福开心的生活场景"，把小鼠放到这个有好吃的，好玩儿的，干净整齐的生活环境中。对照组则是几只小鼠放到狭小的空间，眼看着那些"开心小鼠"美好的生活。他们给这两组小鼠都注射了肿瘤细胞，观察他们在不同的生活环境中，肿瘤生长的情况。他们发现，在接种后的 17 ～ 19 天，生活在开心环境中的"快乐小鼠"们，体内的肿瘤比生活在"饥寒交迫"环境中的小鼠的肿瘤要小 43%。6 周以后，"快乐小鼠"的肿瘤比对照组小了 77.2%。简单地说，就是他们发现，生活环境开心幸福，相对于处于悲愤、压抑的环境更能抵抗肿瘤的进展。

我在行医过程中，也发现一个共性的现象：一些老干部，刚刚离开工作岗位，对普通人的生活极不适应，往往会不开心，退休后不久就罹患肿瘤。但是，我们的癌症康复会（都是癌症长期幸存者）的朋友们有一个共同的特征，就是他们非常开心，态度总是积极的。他们在公园、社区开展各种活动，每天做着自己喜欢做的事情。

记得我的一个病人，结直肠癌晚期，当然这也是个案。我们给她做了放化疗，原以为她将不久于人世。几年后，我居然在门诊见到了她！当我看到她时，我的表情让她非常开心！

她问我："顾大夫，是不是不认识我了？您肯

046

定在想，'你怎么还在？'"

说实话，我真的是这么想的。当时她是一个直肠癌并发肝转移的患者，她怎么挺过来的？我有点困惑。

她和我说："顾大夫，我以前特内向，说得难听点，就是挺自我的。刚诊断出癌的时候，我几乎崩溃了！老公离开了我，我无助啊！您给我手术，后来我在当地，找到了"癌友会"，好多人帮助我，开导我，渐渐地我有了信心。经过积极的治疗我现在已经恢复了！而且，我现在的主要工作是帮助别人！今天我就是介绍病人找您的！"她自豪地说。看着她健康的身体，饱满的激情，简直和原来判若两人。

"对了，顾大夫，我还写了一本书呢，回去我寄给您！"她说。

"好啊！"我非常开心！

一周后，她寄的书到了，我打开一看，书名是《有幸得癌》。这个书名真的震惊到我，仔细看了，她讲述了她自己罹患癌症的经过，是患病让她重新认识了世界，她的价值观、人生观发生了巨大变化，她对人生的理解和认识也变了。她在感谢癌，让她重新认识了生命。

参考文献

1. CAO L, LIU X, LIN EJ, et al. Environmental and genetic activation of a brain—adipocyte BDNF/leptin axis causes cancer remission and inhibition[J]. Cell, 2010, 142: 52—64.

一句话口袋书

精神因素、长期压力大，是引发癌症的重要因素，学会解压、改变自己、远离癌症！

第二章

癌在江湖飘

1

红色警报

老院长是我父亲的老乡，上海人。

他从上海的医科大学毕业，在我们这儿创办了这所有名的肿瘤医院。他也是国内顶尖的肿瘤外科专家。我虽然没有机会成为他的徒弟，可他是我成为专业肿瘤外科医生的领路人，我也算是他的半个学生吧。老院长的专业是消化道肿瘤外科，未曾想，晚年的老院长和他的妻子都得了属于消化道疾病的结肠癌。老院长夫人原来是市内一所著名医院的儿科主任，上海人，大家闺秀啊。据说院长夫人 S 医生是 20 世纪留苏的优等生呢。他们在家里有时候是说英语的！有人和我说，院长夫人 S 医生曾在上海著名的圣约翰大学学习过呢！

小时候，我和父亲去过院长家，每次院长夫人 S 医生都会给我们煮咖啡，要是春节前后去，S 大夫还亲自下厨房给我们炸几个春卷吃。父辈的圈子，好多上海人，虽然身处北京，大家见面习惯地讲起了上海话。

1981 年，正当老院长事业如火如荼的时候，夫人 S 医生诊断出结肠癌！"搞肿瘤的院长，夫人得了肿瘤，这真是……"一时间，坊间各种流言蜚语，挖苦讽刺全来了："院长一直忙于工作，罔顾了自己的妻子。"实力雄厚的肿瘤医院派出最强阵容，给老院长夫人做手术。老院长的夫人健康地生活了三十多年！这时候，人们又开始说了："毕竟是肿瘤医院的院长，夫人得了肿瘤仍然能活几十年！"

"顾老师，老院长诊断急性肠梗阻，在院外菜市场买菜时晕倒了！"

安安给我打电话，"今天晚上要急诊手术！"

"好的，我知道了。"按照老院长这个年纪，诊断肠梗阻，真的要警惕，我已经不敢再往下想了。

我尽快赶到手术室，手术正在紧张地进行。手术医生后来告诉我："我们看到他的乙状结肠有穿孔！由于他长期吃抗凝药，渗血比较多，加上穿孔时间较长，腹腔污染很重，无法分离，我们做了乙状结肠造口术。"我的心放下了许多。希望老院长早点好起来。

两个月过去了。老院长还没出院，这天又出现了新的状况：老人家开始便血了！按理说，第一次手术应该解决了他身体内的主要问题了，为什么还是便血？莫非……？

"顾老师，院办让我通知您，今天下午四点给老院长会诊。"安安打电话告诉我。

"好的。"我问安安，"上次手术你也在，如果老人病因去除了，为什么还便血呢？"

"顾老师，会不会是痔疮出血？"安安说。

"老院长这个年纪，又是手术后，你觉得还应当考虑什么？"

"顾老师，我不敢说，是不是要考虑其他因素引发出血呢？"安安回答。

"什么因素？"

"肿瘤。"

"对！我觉得不能除外。尽管我们大家都不希望老院长得肿瘤，但是我们是医生，要客观。上次手术中，老院长自身的情况确实不具备仔细探查的条件，这次应该做好准备！"我说。

讨论会进行得挺顺利，大家意见统一，给老院长做一次肠镜吧。

最后肠镜的医生告诉我："顾老师，您猜到了，真的是结肠癌！"

大肠癌的最重要的症状是什么？我们说第一个症状就是便血。如果病人出现了便血就一定诊断大肠癌吗？首先，我们要区分病人便的是鲜血还是暗红色的血？通常肿瘤的位置越靠近肛门，便血的颜色就越红。这里要和"痔疮"相鉴别。

"痔疮"是靠近肛门部分的黏膜下静脉膨胀破裂引起的。大都是鲜红色的。常常是大便后"滴鲜血！"，大便和鲜血不混合。鲜血只停留在粪便的表面。

大肠癌的便血是暗红色的，常常与大便混合在一起，俗称"果酱样大便"。老年人的大肠癌最主要的一个症状就是便血，一般说，如果我们的肠道里只有少于5毫升的出血，普通的化验是测不出来的。要用一种试剂，遇到很少的血就会改变颜色，我们称"潜血"阳性。像我们老院长的便鲜血，而且量很大的情况，大都是肠道里有器质性的病变，如巨大的溃疡等，才会引起消化道"大出血"。

一句话口袋书

大肠癌的主要症状是便血。

2.

"白色恐怖"

工作繁忙，一直没有闲歇。太太对我很生气，她希望我的生活有张有弛，该休息就休息。作为一个医生，忙起来顾不上休息，也想不到休息和休假。其实，谁不想好好歇歇呢？我的理想是：夏天的某个周末，我能和妻子一起来到欧洲的某个国家，某个小镇。找一个咖啡馆，要靠近街角的那种，旁边最好有条河，在一个慵懒的下午，和妻子一起喝杯浓浓的咖啡，看着路人匆匆走过，享受夕阳的余晖，最好还有轻轻的老式爵士乐飘过……

和几个好朋友终于组团来到欧洲了。

真的找了一个小镇住下了！

我的理想几乎就要实现了！但是，我们的小团体的组织者把行程安排得太紧了，几乎是马不停蹄，一个一个景点地奔波着，简直有点精疲力竭了。

"这不是我想要的旅行，我希望能够……"我终于忍无可忍地和地陪说了我的"理想"！

"明天下午，我们为您单独安排一个咖啡馆，按照您理想中的那种。"地陪给我介绍着，并批准我单独在咖啡馆休闲一个下午，他们继续风雨兼程地奔景点！

这是我想象中的咖啡馆，靠近街角。

一看就是一所老房子。木头做的，起码有一百年的历史了。还没有进到屋内，一股浓浓的咖啡香味扑鼻而来。房子是两层小楼，靠近一条河，河边有木制的栏杆，年代久远，木头在风吹日晒下显得很陈旧，接头的地方露出了粗大的铁钉，已经是锈迹斑斑了。栏杆上面是铁艺的支架，上面一排花盆，里面栽满各色好看的鲜花，由于天气湿润，花朵上挂满晶莹的露珠。地板是木条组成的，走上去发出"嘎吱嘎吱"的声响。栏杆上的照明灯也古色古香，小小的灯箱，玻璃已经模糊不清，里面好像是放着蜡烛，天黑了就成了河边的风景。

找了一个靠河边的座位，桌子不大，上面铺着蓝底格子的桌布，干净而挺阔。我坐下来开始翻起酒水单，选好想喝的咖啡。当然是现磨的，不加糖，因为那样显得酷！我喜欢加点牛奶。一切准备好，就等老板来抄单了。环顾四周，缺点是没有插销座，我的电脑没法连接，好在电脑还有电。坐下后发现这里就是我理想中的咖啡馆！整洁的街面，石头铺成的马路。显然没有我们的柏油路那么平整，但是这些铺路的石头一看就是年代久远，阳光的映照下，闪闪发光。淡黄色的建筑，是木头做的，典型的巴洛克风格。旁边的一条小河从附近的山间流淌下来，河水并不湍急，井然有序地缓缓流过，冲击着河床里的石头，发出"哗哗"的声响，我仔细地看看河水，发现它们竟然是白色的！远处可以看到跌宕起伏的山脉，绿绿的，靠近山顶的地方有一点点白色，据说是阿尔卑斯山顶常年不化的白雪。

"您就一个人？"老板走过来了。竟然是熟悉的中文！我抬起头，望过去，看到一个中年女子站在我的面前，一看就是亚洲人。中文说得这么好，一定是中国人喽！

"您好！您怎么知道我是中国人？"

"昨晚商会的刘总打过招呼了。说今天将有一个国内来的大医生去你们店。"我恍然大悟。"您来多久了，老板？"我问。

"我不是老板！我姓A，我和丈夫来斯市十二年了。"她回答到。

"您喝点什么？"她问。

"咖啡，不加糖。"我不假思索地说，心里想，一定让她觉得我是见过世面的人，"老欧洲"，经常出国的那种。但是还是有点心里发虚，补充了一句"要现磨的！"我压低声音告诉她，怕别人听见会笑话我。

"您放心吧，我们这儿都是现磨的咖啡！"她笑着回答。

我准备好了电脑，因为我在这个举目无亲的国度里，找不出什么比电脑更能提供信息的工具了。按照我想象中的状态，在这样的气氛中，品上一个下午咖啡，应该是看看报纸，或读一本至少是英文版的小说吧？古典的那种，像什么《巴黎圣母院》或者《复活》啥的。"还是拉倒吧！"我对自己说。我在国内都不怎么看这些中文的小说了。仔细看看，周围的人，大都是老者，他们什么都不看！他们在看周围走过的人群，有的在闭目养神。这里对他们来说已经习以为常，是他们平淡生活中平淡的一天而已。只有对我们这些外国人来说，这里才叫风景。

咖啡上来了，非常清香。简直就是沁人心肺。

"您是医生，刚好我问您几个问题行吗？"A

女士问我。

"当然！"我说，反正我下午就是喝咖啡。实现我心中理想的"小目标"。

她听我这么说，非常高兴。正好现在客人不多，她索性坐在我旁边的椅子上。

"我和老公来这儿十多年了，我们一直在这家咖啡店打工。老板是我妈妈的远亲。上一辈的老祖飘洋过海，定居此地。我们在国内结婚不久就到这儿，开始我还想一边学习一边打工。可我老公身体不好。我只能一人打工，没再学习。由于生活习惯变了，这里的食物，油含量大，我的体重明显增加了。我从去年开始减肥，吃得少了许多，加上运动，半年时间效果显著。我老公和我说：'差不多了，别再减了。'于是我开始正常饮食，工作照常，加上锻炼。从大概两个月前，我就觉得体重还在降！老公说：'你别减了，身体瘦得有点走形了！'可我说：'我没有再节食，不应该再减了啊。'同时，我也感觉到身上没劲儿。每天感觉很累。"说到这儿，我仔细地看了看她，通常我不太会盯着人家一个女服务生仔细看，给我的印象是她身材不错。我定睛看了看她的脸，确实挺漂亮的。白皙的双颊，大眼睛，因为工作，画了淡妆。出于一个医生的直觉，我感觉到这种漂亮不是由内及外的，是画出来的。我隐约感觉到她身体有些虚弱。

"美白是国内女子追求的最高境界啊！"我说。

"您看我的脸很白，我没有化妆，就是这么白。以前不是的！而且，在这里的欧洲人认为皮肤的小麦色才是最美的。欧洲人不喜欢惨白的颜色，像我这样就是被视为不健康的表现了。"A说。

这么一说，我倒感觉到她的"美白"有问题了。贫血！在我的脑海里闪出这两个字。身处异国他乡，本来是享受休闲的咖啡馆，却成了我的海外诊室了。

"从您说的情况，我觉得您应该到医院去看看，做个体检。"

"是啊，可是这里离不开啊！我和我的医生联系好几次，她说没什么事。如果要做检查，要约到一年以后呢。老公身体不好，我两个孩子在这儿上学，我不能停下来不工作啊！"A有点焦虑。

"但是，身体是最重要的，如果有问题就及时处理，身体好了，还可以工作。耽误了，可能失去最佳时机。"我说。

"您是不是觉得我得肿瘤了？"她更加紧张了。

"那倒没有，我只是怀疑您有贫血，您的皮肤苍白可能是贫血的表现。当然贫血有好多原因。"

"您这么一说，我真的得去医院了。您是在北京吗？我们这个假期正好要回北京看我父母，我去找您方便吗？我们这里看病太复杂了。做个什么检查都要等！"

"好的，你来找我吧。"我们约好了。女服务生又给我送了一份小蛋糕，咖啡也续了杯。"不好意思啊，耽误您时间。您慢慢用，我得招呼别的客人了。"她又去忙了。

时间过得挺快，店里的客人明显多起来了。天色渐黑，不宽的马路上人来人往，基本上都是行人，很少有汽车经过。不知什么时候下起了蒙蒙细雨，空气湿润而凉爽，弥漫着淡淡的甜味。我收起电脑，端起没有喝完的咖啡杯，走到前台结账。

河边的酒吧很多，高低错落，灯红酒绿，各个酒吧开始上人了，驻唱乐手和DJ开始准备音响设备，摇滚、爵士甚至古老的华尔兹，整个小镇好像刚刚苏醒。街上各色广告牌荧光灯闪闪烁烁，露天走廊小桌上的蜡烛在风中摇曳，这一切都反射到静静的河水中，勾画出一道恍恍惚惚的波澜，使原本白色的河水变得五光十色。

三个月后，A回国了，到我的医院做了全面检查，结果证明，她真的得了结肠癌！她的"美白"

是因为贫血。体重减轻是她的主要症状。

大肠癌的另一个重要表现是乏力，贫血和不明原因的体重减轻。

乏力感就是自觉"浑身没劲儿"，感觉自己很疲倦。其实这个症状和另一个症状"皮肤黏膜苍白"相关。

我们每个人受父母的遗传，有的人天生丽质，皮肤白是好事。但是有一种病态的"白"就是皮肤和眼睛的结膜都惨白。肠道肿瘤形成的病灶，表面有慢性失血，血不足了，我们的"面色红润"消失了，就出现我们说的面色苍白。其实是肿瘤引起的贫血表现。

另一个重要症状是不明原因的体重减轻。A女士原来减肥期间体重下降是可以理解的。但是，减肥结束了，体重还是降，且不明原因，就值得警惕了。通常我们把"不明原因的体重减轻"作为一个罹患肿瘤的重要信号。

一句话口袋书

大肠癌的重要症状：不明原因的体重减轻，乏力，贫血。

腹部疑云

　　我九岁的时候去过我姥姥家一次。那是寒假，在清华大学上学的舅舅带我和哥哥去苏州姥姥家。乘火车，我第一次。那个时候的长途和短途都是绿皮火车。硬座，三个人一排，中间的过道也很窄。那时候乘火车的人太多了，车厢里拥挤得很，我们三个人坐在一排座位上。为了便于休息，我们还带了一个小的竹子做的板凳，我乘车累了，就坐在小板凳上，头放在舅舅的腿上睡一会儿。火车要乘20多个小时，那可真是难熬啊。到了苏州，姥爷来火车站接我们。我第一次到外地，不知道姥姥家竟然没有火炉！高高的房子，到处潮乎乎的。三九天，我们北京的屋里有火炉非常暖和。可是到了苏州姥姥家，外面和屋里一样湿冷，在屋里也要穿上棉袄，带着手套。我真受不了啊！

　　苏州这个城市挺小的，我们住在苏州的市区。

这个城市和北京完全不同。最大的不同是我看到街上跑着许多木头做的箱式推车，黑色的，完全是人力推车。舅舅告诉我，说他们家旁边就有这种"坦克部队"，问我，你知道这是什么车吗？这是掏粪车。南方人不去公共厕所，他们各家都用木制的马桶。我也不习惯用马桶。

姥爷告诉我："我们这上厕所就是马桶，你们得适应。"姥爷不善言辞，尽管我们是第一次到苏州他的家里来，他也并没有和我们多说些什么。加上他说话口音太重，又抽烟，嗓音有些沙哑，听起来很费劲儿。我们是晚辈，不知道该和他说些什么。

这里的天气潮湿阴冷，每天手脚冰凉，我甚至想早点回北京。并且食物都是偏甜，我特别不喜欢。我们到苏州的第一天，姥爷就带我和哥哥去饭馆吃饭，姥爷出手很大方，为我们点了当时店里最贵的"鲍鱼面"，我那时根本不知道什么是鲍鱼，就觉得挺好吃的，但是太甜！我不喜欢。"好吃吗？"姥爷问我和哥哥，"好吃！"哥哥说，我看着哥哥的表情，也赶紧说："好吃！"

记得姥姥从年轻的时候起就有便秘的习惯。当时我也没有什么概念。只记得妈妈让哥哥给姥姥带去治便秘的中药。一大包，要用黑色的砂锅在火炉上煮好久，一屋子都弥漫着中药的味道。姥姥到北京后，也一直有便秘的习惯。经常让我给她买"果导片"，起初我并不知道，什么是果导片，也从未关心什么是便秘。姥姥让我去买，我就去买。到了后来，姥姥有一天和我说，最近排便次数多了，不用买果导片了。

那段时间，妈妈说姥姥经常上厕所，好像上厕所的次数多了。就问她："你最近是不是老拉肚子？为什么总是上厕所？"

"你知道我一直便秘，不知为什么，最近一直大便次数多，拉完了还是想去。你们都很忙，我也不愿意打扰你们。我停了果导片已经一个月了！"姥姥说。

"那你为什么不早说？"妈妈有点责怪姥姥。

"……"

我们自己的研究发现，大肠癌最早的症状是排便习惯的改变[1]。我们每个人都有相对固定的排便习惯。通常早上要去解一次大便。我们发现许多大肠癌的病人，首发的症状是排便习惯变了，原来每天一次，现在每天好几次，或者好几天排一次大便。

我们称之为"腹泻便秘交替"。特别是一些老年人，长期"便秘"，说白了，就是大便秘结，大便呈硬块，不容易排便，排便非常费劲。有的老人可以长期便秘。但是，应该指出的是一些"便秘"实际上是肿瘤引起的"肠梗阻"，就是肿瘤引发肠道狭窄。肠道的"腔"窄了，大便通过困难，使劲排便，挤出一点，再用力，又挤出一点，导致排便次数增多。有时候，老年人的肿瘤引发肠梗阻，会导致病人出现"便秘"的假象，应该引起警惕。特别是高龄老人，长期便秘的，出现"肠梗阻"会被误诊，医生、病人、以及家属都应该引起重视。中医所说的"里急后重"，就是形容排便"总感觉排不净"的表现，包括了排便的"下坠感"。

参考文献

1. 顾晋，于晓军，石劲松，等．青年大肠癌与老年大肠癌的比较 [J]. 普外临床，1995：51-53.

一句话口袋书

大肠癌的症状：排便习惯改变、腹胀、"排便不净"。

不通则痛

因为这周要出去开会，门诊停了。安安他们不知道，还准时到门诊诊室等我。护士告诉他，我今天停门诊了。安安刚要走，来了一个病人，准确地说是病人家属。

安安告诉他："顾老师今天停诊了！您下周来吧。"

"大夫，您一定告诉我，顾老师什么时间在？我的妻子病情危急，我心急火燎啊。小哥哥，您帮帮忙吧！"这个病人央求安安。

"顾老师今天要去开会，不来门诊了。"安安回答说。

"您一定告诉我他现在在哪儿？我一定要见到他！真的医生，我的妻子等不了啊！"他快要哭了！

安安拗不过他，立即给我打电话。我原计划九点出门去乘车，看看表还有点时间，既然他那么急，就让安安带他到我办公室找我。

他戴着眼镜，个子挺高的，得有 1 米 85 以上。因为我经常打球，所以对人的身高比较敏感，目测身高也是八九不离十。"瘦高眼镜"一看就是个知识分子，从说话谦逊有礼的态度判断他应该是在政府或学校工作。"瘦高眼镜"是个病人家属，第一次来我办公室，且拿着一大堆放射科的片子。

"顾院长，我是慕名而来的。我夫人今年三十五岁，因为腹痛在 J 医院查了两个月，最后发现她得了结肠癌，原先计划在 J 医院住院，但是因为病人太多，住不上，没办法，只能住在北京的 L 医院。主治医师告诉我肿瘤无法切除，因为肿瘤太大了，要先化疗。按照他们的要求，给我夫人进行了化疗，化疗以后第二周病人肚子疼发高烧，大夫说病人出现了肠穿孔，急性腹膜炎，需要手术，但是说手术的风险比较大，让我们去请外院专家来做，他们提到您，今天我特意来请您给我爱人做手术。"

我看了病历，肿瘤是挺大的，但还是可以切除，医生选择先化疗也没错。事实上，许多结直肠癌的病人，肿瘤仅在局部长，没有发生远处的转移，肿瘤可以长得很大，这种情况往往是可以手术的，但很多医院由于技术方面的原因，常常把这类病人列入到晚期肿瘤，接受了许多化疗，由于没有切除肿瘤，效果不够理想。此时的病人由于肠穿孔，局限性腹膜炎，情况是比较危险的。由于病人的穿孔发生在局部，所以并没有形成广泛的腹膜炎，只是穿透腹膜，侵及皮下组织。感染控制是很重要的，如果病人全身情况不好，手术风险极高。

于是，我告诉他："病人的感染应该控制，控制好了以后再做手术。"

"瘦高眼镜"本意是想请我去帮他夫人手术，这种情况很常见，按照惯例，手术邀请应该是当地医院发出的。没有病人家属请我，我就去手术的。这样的会诊手术在院际间是有规定的，因此，我没有马上答应他，因为要急着出去开会，我马上离开了。"瘦高眼镜"面带失望，但是没有办法，看我不再和他说话，他失望地走了。

那次门诊以后呢，小伙子多次来我的办公室门口等我，还想找我再看看片子。我的助理很警觉，怕他有什么企图，没有让他接近我。

几次在楼道里看见他，感觉他没有放弃，一直想找机会和我说话，但是有时因为我比较忙，所以也顾不上和他说话，但他的执着给我留下了非常深刻的印象。

周五下午原计划去郊区参加一个会议，"瘦高眼镜"又给我打电话又发短信，说他的夫人现在情况不好，已经住进了 ICU，而且进行了气管插管，开始发高烧。L 医院的医生说应该马上手术，医生要求家属必须得请到外院的专家，他们自己做这个手术有困难。所以"瘦高眼镜"说，要拿着片子再找我给他看看。

我感觉得到这种情况下做手术是有很大风险的，又是周末，我又有自己的安排，且他们医院又没有主动找我。按照惯例，我可以拒绝他，去干自己的事情了。一周以来，"瘦高眼镜"一直不时地出现在我的视野，一个一米八几的汉子，大热的天，为了妻子的病，满头大汗地几次等我，在楼道里一等就是几个小时，还可能见不到我，或者见到我也没有机会和我说话。我在问自己，是不是我太过分了？

我突然感觉到一种莫名的愧疚，我是个医生，一个病人家属，奔着我的技术，来登门求救，我有什么理由拒绝呢？他的执着感动了我，一个男人为了妻子的病不辞劳苦，不达目的誓不休，这不是一种执着的精神吗？我于是同意他拿片子过来让我看看。

到下午快下班的时候，他赶来了，仍然是满头大汗，一脸焦急，但是带着特真诚、谦卑的眼光，那里包含着请求、苦求、焦虑、渴望和期待。

他对我说："我妻子很年轻，现在病情危急。如果不手术就是死路一条了。大夫，您救救她吧，我真的没有别的办法，主任说，只有您能做这个手术！您就救救她吧，我们一家人就靠您了！"看着他那焦急的态度和无助的表情，我说："那你和主任联系，我跟他问问情况吧。"

他听我说这个，顿时看到了点希望，马上拿出手机和那边的主任联系，我和那边的主任沟通了一下，觉得这个病人是一个急性穿孔，感染中毒性休克，如果病因不去除的话，这个生命短时间内就会牺牲掉。我觉得这时候也只能去帮帮她了。

我和"瘦高眼镜"说："你先过去，我马上也出发，我决定帮助你夫人做这个手术！""瘦高眼镜"听我这么一说，非常地激动，握着我的手，好像看到了希望。

我都不知道为什么我会做出这样的决定，这是反常规的，因为按照常规，要对方的医院邀请我，我才能去做这个手术。也许就是医生的使命感驱使吧？出于对生命的敬畏，对生命的尊重，因为我是医生，我看了她的情况，我有能力救她，这是我的责任，我觉得这时候，不管有什么个人的事情，也没有比生命更重要。尽管我们素昧平生，没有谁要求我必须去做这件事，但是一个鲜活的生命等着我去救治，我又有这个能力，我为什么不做呢？这周我没有出差，在北京开会，客观上有这个可能。并不是我有多高尚，我只是觉得一个医生应该这样去做。我相信我的同行，遇到此事，也会有许多人像我一样去做。

到了会诊医院的手术室门口，很多家属冲了上来，病人的母亲含泪望着我，刹那间好像是看到了希望。我感觉得到，他们家人把所有的希望都放在我一个人身上，他父亲走过来紧紧握住我的手说："大夫我们就全靠您了，我女儿的性命就拜托您了！"

这种时候，我感受到压力山大，家属把女儿的生命交给我了，作为医生，我必须竭尽全力，这可能是病人最后的希望了。进了手术室，我看到了这个病人的病情确实非常重，她的左下腹基本上都是包块，非常硬，而且体积很大，这也是我当医生这么多年看到的一个比较严重的结肠癌，我也确实看到，如果这病人不做手术，肯定是活不了，因为她严重感染，病因不去除，感染会持续存在，这种感染中毒性休克会要命的！

手术开始了，进腹以后能看到腹腔里的污染非常厉害，左侧腹壁基本上都是脓腔，而且有很多的粪便混在一起，肿瘤包块非常大，已经造成了完全性肠梗阻，长时间梗阻导致了肠穿孔。手术直接切除肿瘤确实有很大的困难。我们仔细分离，通过细致的操作，完整地切除肿瘤，同时保护她的子宫和附件，把生殖器官都保留了下来。

手术结束后，当我拿着切除的巨大肿瘤标本到门口去见她的家属，他们都拥过来了，看到我切除的标本，所有的人都松了一口气，特别是她的父母紧紧地握着我的手，连连说"太感谢了！太感谢了！"所有人都好像轻松了许多，那种感觉好像是奇迹发生了。他们觉得看到了他们女儿活下去的希望。

手术结束了，我也终于松了一口气。其实刚进手术室的时候我的压力也很大，本来我可以不做的，但是因为是我自己的选择，我不应该为我的选择后悔。这件事，确实是对一个医生的职业素质的一种考验，也是对医生的敬业精神的一种考验，而且也是对医生技术的一种考验。我们医生常常是面对生死，如果我们努力一下，可能这个病人的生命就保住了，如果我们放弃了，这样一个年轻的生命可能就消失了。今天，我经过努力，换来了一个生命的重生，得到了同行及家属的认可，看到他们家属欣慰的表情，我的内心也充满着自豪感，这是我今天的第五台手术，而且不是在计划内的手术。身体上有点疲劳，但是却觉得这一天过得充实。这台手术，让我再一次享受了职业的快乐，这是任何一个职业都体会不到的一种快乐。

大肠癌由于肿瘤巨大，有时候会堵塞肠腔，就是我们常常说的病人发生"肠梗阻"。什么是"肠梗阻"呢？我们把肠道想象成一个充满流动水的水管。您想想，如果我们把这个水管掐住会产生什么后果？首先，水就会往上涌吧？这就是我们看到的呕吐，吃什么吐什么！掐住水管后下面又怎么样呢？没有水下来吧？临床上就是"停止排便排气"，俗话说，就是不排便了，也不"放屁"了。为什么病人会疼呢？好解释啊，中医说的"不通则痛"！这就是我们常说的"肠梗阻"！

大肠肿瘤长得足够大的时候，就会出现肠梗阻，一般而言，肠梗阻有完全性肠梗阻，还有不完全肠梗阻。顾名思义，您能理解吧？

一句话口袋书

大肠癌进展后会出现肠腔堵塞——"肠梗阻"，表现为：呕吐、腹胀、停止排便排气。

不祥之兆

朋友 z 的妻子得了结肠癌。晚期，肝转移，看来希望不大了。

记得几年前春节，我们一起去郊区玩儿，放鞭炮，开心极了。突然接到 z 的电话，说妻子得了结肠癌。我让他带妻子来找我。

一见面我吓了一跳，z 原来漂亮温柔的妻子一下子变得瘦小，精神萎靡，看了检查的 X 线片子更是让我感到惊讶，患者的肿瘤全肝多发转移，无法切除了。尽管现在有许多新药，但是……

"住院吧，我想办法。"我说。

病人住院了，每况愈下，好像癌症并没有给我们留下任何还手的机会就把她推倒了。一周后，病人在内科接受了化疗，尽管外周血化验显示病人血检肿瘤标记物下来了，但病人的一般状况却极差，骨瘦如柴。此刻，她好像已经奄奄一息了。

在科技高度发达的今天，对大肠癌的治疗出现了许多新药，病人带瘤生存也不罕见。可是我朋友见证了癌症的可怕。她一直被癌症吞噬着，我们的一切措施对她来说好像都无济于事。望着躺在床上的病人，我朋友每天以泪洗面，彻底失望了。几周下来花去了大半生的积蓄，见到的只有生命的脆弱。几十年来，我朋友在外打拼，在领导岗位呼风唤雨，回到家都是温柔的妻子悉心照料，如今刚从领导岗位退下来，风风雨雨相伴几十年的妻子却要离他而去了，他后悔，他还没有回报妻子，还没有真正地和妻子一起变老，妻子却已经病入膏肓。

"我想带她回去了。她想回家。"老z对我说。

"好的。"我说。

"我真的对不起她，她的一生就是为我和儿子操劳，现在却要撇我而去"，老z泣不成声，坐在一旁的儿子无语凝噎。

"走吧，有事联系我。"

一周后，接到老z的短信，他的妻子走了。

大肠癌的晚期，往往会出现远隔转移，通常最常见的转移部位是肝脏，其次是肺，再有就是骨骼和脑。大肠癌转移的方式有：血行转移，肿瘤会转移到肝、肺、骨；也可以直接蔓延，会侵犯

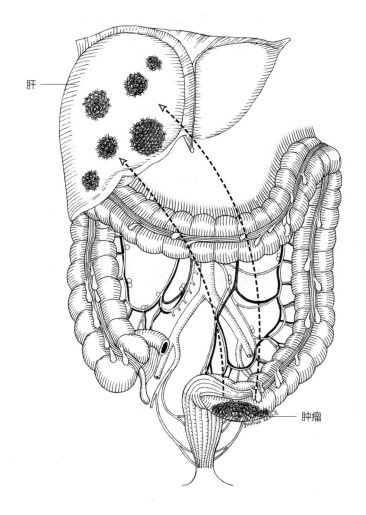

肝

肿瘤

大肠癌肝转移示意图

通常大肠癌细胞可以通过门静脉回流至肝脏而发生肝转移。这个过程叫血行转移。同时，这种转移还可以发生在肺和骨转移，也可以发生到脑部转移。这个过程都是大肠癌的远隔转移。

周围脏器，如直肠癌侵犯膀胱等；还可以发生种植性转移，就像撒小米粒一样，在腹腔播散。另外还有一种特殊的转移，是女性大肠癌的卵巢转移，我们专业称为：库肯勃氏瘤，即大肠癌侵犯女性卵巢，肿瘤可以长得非常大，另外还可以有腹水。

一句话口袋书

大肠癌可以发生远隔转移，最常见的是肝转移、肺转移和骨转移，有时候会发生脑转移和卵巢转移。

第三章

你是我的眼

1

走进迷宫

在北京的南城，原来的宣武区，有一条胡同叫
"琉璃巷"。琉璃巷其实最早叫八角琉璃井。

我就是在这个院子里出生、长大到18岁。人
生最难忘的童年就在这里度过。至于为什么八角琉
璃井后来改名叫琉璃巷，我也不清楚。

记得小时候，我们家有一个小木盒，就像现在
的鞋盒一样，上面有用毛笔写的地址，显然是寄包
裹用的，上面的毛笔字是我姥爷写的。姥爷是昆明
铁路局的总工程师，留英的博士，我妈妈是他的独
生女。那个年代，国民经济困难，但姥爷收入相对
很高，妈妈和我们在北京，姥爷总会不时地邮寄一
些好吃的东西。这个盒子上的毛笔字，就是出自姥
爷之手。记得上面全都写着"北京和平门外八角琉
璃井8号"。

我们住的房子是北大医院的宿舍，位于北京市

和平门外，著名的文化街琉璃厂西街的南侧。据说，清朝时此地有一庙，叫"兴盛寺"，庙前有八角琉璃井。其实就是一口老井，井台面上有八个角。这样的"八角琉璃井"不仅仅在北京，我国其他省市都有这样的井。据记载，这里曾经是北京大学医学院的前身，全名是"国立北京医学专门学校"，创建于1912年10月26日，是中国政府依靠自己的力量开办的第一所专门传授西方医学的国立医学校。1903年，清朝政府在京师大学堂设立医学实业馆，1904年，医学实业馆改称医学馆，就迁入北京和平门外八角琉璃井由兴盛寺庙宇改建的馆舍，1907年停办。1910年，此馆舍被施医总局（当时的卫生部门）买下，为日后创立国立北京医学专门学校提供了条件。1937年抗日战争爆发后，国立北平大学西迁，部分医学院师生一同西迁，留在北京的医学院院务工作完全停顿。后该院址留给北京医学院第一医院作为职工宿舍。

这个院子由三栋砖红色小楼和前后的平房组成。共有18家居住在此。院子的门口有两扇巨大厚重的木门，门的上方是半圆形的门头，有着各种雕刻的图案，门的前方是一小块"洋灰地"，地上有清晰的方格，门的两侧，有两块竖着的薄石板，区别于老北京通常门口的小石子。进了门，左手一个小窗，像个传达室，里面住着一户人家，我记得我们叫她"D大妈"。D大妈为人热情、D大爷为人憨厚。院子里有什么事，D大妈会张罗一下，她的声音有点粗，因为D大妈抽烟，声音就是我们常说的"烟嗓儿"。门道两侧有黑色的半屏风，下面是木板，上半部分是玻璃窗。进了院子，可以看到并排的两棵巨大的枫树，树叶覆盖了整个院子的东半部分，每到秋天，枫叶红了，树叶慢慢地落在地上，一层层的，我们特别喜欢把落下的树叶推起来，躺在上面，又松软，又舒服。主楼在院子中间，坐北朝南，两层，有宽大的走廊，木头的护栏，主楼的北侧还有一栋二层小楼，二楼通过斜行的楼梯与之相连。这个楼房看上去是西洋式的，用了很多木料，木板地，木头的扶手，红色的砖墙，楼的正上方还有雕刻的三角图案，尽管我们也不知道上面刻的是什么，总是觉得我们的院子和周围其他院子里的房子风格完全不同，甚至有点儿格格不入。我们家住的是西楼，也是上下两层，西侧和南侧有一排平房，南侧的平房大都是日式的"榻榻米"。院子里有两个花池，里面种着好看的喇叭花和向日葵。东西两个小院分别各有一个葡萄架，每到夏天快结束，就有紫色的葡萄挂在架子上，非常诱人。

院子里住的大都是医院的医生和技术人员，家属和孩子们从不到院子外面和其他院子的孩子玩儿。不知道是什么戒律，也没有人和我们说过什么，总之我们院子里的孩子都只在院子里玩儿，院外的事我们从不关心。童年的院子，就是我们的世界，干净的，纯洁的，充满阳光和欢声笑语。那个年代，院子里没有人搭小厨房，没有人侵占公共空间，我们的院子里可以骑上自行车转圈，男孩子在院子玩弹球，女孩子跳皮筋、"跳间"（跳房子）。院子里有两根很粗的铁丝，是大家晒晾衣服用的，没有挂衣服的时候，正好是我们打羽毛球的"球网"。

物质困乏的年代，我们的院子是足够大的。靠近主楼有一个水井，是控制主楼上水管的。井上有个木质的盖子，长方形的。我和小伙伴儿特别喜欢打篮球，那年，正好爸爸给我买了一个橡胶的篮球，我记得特清楚，花了5.8元。那个年代真的是很贵的玩具了。我和小伙伴在院子里打篮球，我们没有篮筐和篮板，只能把大枫树高处的"V"字形树杈作为篮圈，我们自己约定，球穿过"V"字形树杈，就算进球了。后来我们觉得太不过瘾了。我就把自己心爱的"铁环"贡献出来，我们想做一个篮筐，瞄准了院子里的那块井盖。利用井盖两块木板的缝隙，刚好把铁环"塞"进去，接下来就是如何把这块"篮板"钉到树上去？我和小伙伴儿们齐心协力，找到了特长的大钉子，终于将井盖改制的"篮筐"钉了上去。这样，我们就有了一个相当"正规"的篮球场了。每天下午，我们都会和小伙伴儿一起打篮球，挥汗如雨，非常开心。

院子里的小朋友们还有一个爱做的游戏是"看病"，由于都是医院医生护士和技术员的家属，我们就各自扮演父母的角色。我当然扮演的是"开刀的大夫"，小C哥父亲在放射科，他自然出演"拍片的"，N妹妹妈妈是妇产科，她想当"小儿科"大夫。最年长的姐姐是M，她戴上家里的听诊器，甫问，"内科"的呗。而老大哥P，妈妈在药房，他觉得没意思，就主动担当"病人"。我们在院子里开始了"看病的游戏"，首先，大哥P带上一顶鸭舌帽，嘴上还粘了白棉花，真正的"老爷爷"来了，一进院，就问我们："呦，今天医院这么多大夫啊？老爷爷我肚子痛，该看看哪科？"

话音未落，我们都冲上去，拉着他的胳膊。"您得先化验，跟我走！"L哥仗着个子大，一把拉住大哥P的手。"不对，不对，应该看内科！快来，我给你听听。"M姐已经把听诊器拽出来，就去掀P哥的衣服！

"你干嘛？掀我衣服？"P哥有点急了。

我看该我上了，一把拽着P哥往前推，"哥，到手术室去吧，就在前面，我给你开一刀，全清楚了！"P哥脸色惨白，"我可不开刀，还不知道什么病呢！"

大家叽叽喳喳，都在抢一个病人，看来医疗秩序有点让人担忧。

其实现在去医院看病是有讲究的。医院越建越大，好像迷宫一样。普通老百姓，走进医院立刻迷失。那我们应该怎么办呢？我也总结了一下看病的流程，大都从挂号开始，看医生，然后医生给开出一系列检查，我们做完检查，再去看医生。医生给我们下诊断，然后我们去取药，回家吃药。如果好了，再来医院复查。如果需要手术，就住院手术。这里切记几个要点：

首先，挂号：一般现在看病，都有一个电子挂号的过程。大家不用像过去一样，起大早到医院挂号窗口挂号。现在都有网上预约。如果您年纪大，可以让自己的子女帮忙。先约好您想看的医生。

第二，如何选医生？如果您是第一次看病，比如说，最近心口痛，最近腰痛等。您可以大致分一下，是急诊还是平诊？如果急诊就直接去急诊室。如果是平诊,我不建议您第一次就去预约什么主任啊,名医啊啥的。为什么?因为尽管您费劲巴拉地约上"名医",您什么检查都没做,"名医"也是无能为力啊!毕竟,"巧妇难为无米之炊"。您就先挂个普通号,找一个小医生,和他诉您的苦衷,小医生会告诉您应该做什么检查。包括做个 CT,查个 B 超,抽个血,严重的约个肠镜啥的。重点来了:您一定要问小医生:"医生,我的病大概是什么问题?等检查出来我要约哪方面的专家?"小医生尽管听了您的话不太开心,还会和您说:"您这个大概是消化系统的病,您最好找我们外科顾大夫看看。"

然后,等您的所有检查都出来了,您就按照小医生的指点,约上专科医生。这样省去很多时间。

如果医生给您开了药,您就可以通过网络或者直接到药房取药。如果需要住院,您就按照医生的要求,办手续住院了。

最后如果您没什么事,您就尽快去旅行社,和您心爱的人开心地去旅游吧!

一句话口袋书

到医院看病,首先网上挂号,然后先找个小医生初诊,开好各种化验检查,再去看专家!

2.

"物理"看花

大年初二。

地铁公司的刘总给我打电话，说有个朋友的孩子要我给看看。

您说大过节的，我好不容易休息几天，这老兄又给我添事儿。我们约好初三早上到病房来。"我们领导的孩子，可优秀了，长的特帅，电影学院的大一学生，上了一个学期，出了毛病，一下子把我们领导急得不知所措。一定让我找最好的大夫给看看！"老刘解释道。"好吧，这节过的。"我抱怨说。

第二天，我们按理说也都要去医院看自己的病人。

安安正在给病人换药，听见护士叫他，"主任介绍的病人过来了，你尽快换药，主任要给他做检查。"

"好的好的。"安安一边加快速度，一边和病人交代回家后的注意事项。

换药室临近走廊，冬日的阳光已经悄悄地爬上了玻璃窗，因为要换气，护士通常愿意把玻璃窗开一个小的缝隙，冷冷的空气从这个小小的缝隙钻了进来，凉凉的，略带一点甜甜的味道。让燥热的换药室平添了一点清爽和恬静。

老刘介绍的女领导，看上去五十多岁。短发梳得整整齐齐。面着淡妆，微胖的身材，身着咖啡色的大衣，领口系着一条米黄色的丝巾。看上去显得雍容闲雅，说话轻轻的，但又充满着自信和坚定。

"顾医生好！不好意思春节打扰您！"她礼貌地说。"您客气，孩子在哪儿？来了吗？"我问。

"来了。"说着，一个中年男子推着一个轮椅进来了。只见轮椅上坐着一个小伙子。消瘦的面庞，清晰的下颌线，几乎是无死角的帅气！大眼睛，黑黑的瞳孔，干净的结膜，高高的鼻梁，薄薄嘴唇，没有一点瑕疵。一张多么生动的脸！小护士们都在后面惊叹，叽叽喳喳地指指点点："真帅真帅！"

"我儿子，今年电影学院大一学生，学习表演的。"母亲介绍，口气里带着自豪，又夹杂着深深的悲伤。"去年到学校还欢蹦乱跳的呢，谁知道怎么搞的，从两个月以前就给我打电话说'妈妈我肚子痛'。开始我想，小孩子不是经常肚子痛嘛，也没在意。上个月周末回家，我看到儿子一下子瘦了许多，我吓了一跳！您知道，我大哥就是得了肠癌故去的。我真怕孩子有什么不测。看到孩子的样子，我隐约有种不祥的感觉，我让他请假，我们去医院检查了，没想到……"妈妈说到这儿，有点泣不成声！

"医院说我儿子得了直肠癌！我简直不能相信，他才十九岁，好不容易考上了电影学院，顾大夫，这孩子特优秀……"妈妈说不下去了，竟"呜呜"地哭起来。

"妈妈，你干什么呢？我们是来看病的啊！"孩子紧皱眉头，开始说话。"我看看你，到检查床上吧。"我望着坐在轮椅上的小伙子，这个年纪本不该坐在轮椅上，透过身上厚厚的棉衣，我感觉到他的脆弱。苍白的脸上，没有血丝。我先看看他的睑结膜，也是贫血的表现。他缓缓地站起来，消瘦的身体有些颤抖。

"您躺在这个检查床上。"他真的很瘦，我看了他的眼结膜就知道他的状况了。对他的腹部做了检查，明显摸到腹腔内多个包块。多少年的临床实践告诉我，这个孩子肿瘤已经转移。略微膨隆的腹腔已经开始有腹水。我示意安安过来给病人做腹部检查。安安摸了一下，朝我点了点头。

"大夫，我的情况怎样？我还有希望吗？"孩子抬起他那张异常英俊的脸，双眼充满期待和渴望。"你的情况有点复杂，但是你别急，我们会想办法的！"我对他说。

他坐起身，准备穿上衣服。"别急，我还要做肛门指诊。"我说道。

安安对病人说："您跪在床上吧，把裤子褪下来。"孩子有点犹豫，守在一旁的妈妈说道："你听大夫的话吧！"接着我给孩子做了肛门指诊，我明显地摸到了位于直肠内的肿瘤，已经长了一圈，肠腔狭窄了。"好吧。你下来吧。"我说。孩子穿好衣服，回到轮椅上坐下。

显然，他在等待我说点什么。我见过许多晚期癌症的病人，真的到了无药可医的地步，但没有想到眼前这个大男孩儿，罹患如此严重的疾病。短短半年时间，已经到了生命倒计时的紧要关头。我真的不知道怎么和他及他的家人说。

"叔叔，我妈说您是国内这方面的专家，我的病您一定有办法！我才十九岁，我喜欢校园生活。妈妈，我答应你不接那个电视剧了！坚决听你们的安排！叔叔，我不想死……"说着，眼泪从他的眼角流了下来。

"妈妈，我不要帅，我不要漂亮，我就想做一个普通人，能够活下来，妈妈，叔叔，你救救我吧！"孩子好像有好些年的压抑，一下子发泄出来了。

我想起老刘的话来："这孩子是我们领导的骄傲，从小就漂亮，走到哪儿都被大家夸赞，走到哪儿都有女孩子追求。他的脾气很坏，谁都看不起。后来考上电影学院，更加趾高气扬，爸妈的话听不进去，不好好学习，到处玩儿，夜里不睡觉，白天不起床。接了好多电视剧，也不听妈妈劝。加上吃喝玩乐，让他妈妈非常操心。现在得了癌症，而且是晚期，真的太可惜了！"

我和他妈妈单独交流了孩子的情况，告诉他，孩子已经癌症晚期。得尽快开始必要的治疗，但是预后非常差，您一定要有准备。

走廊里，隐约能够听到孩子在和他的父母怒吼，声音嘶哑，带着绝望，此刻，我们的心情也很沉重，一个鲜活的生命已经开启了倒计时……

对于大肠癌来说，物理诊断非常重要。什么是物理诊断呢？通常说的"望，触，叩，听"。

"望"就是望面色。大肠癌的病人往往由于贫血而表现面色苍白。特别是睑结膜苍白，无血色。肝脏有病，胆道堵塞就会出现皮肤黏膜发黄，就是我们说的"黄疸"。

"触"就是用我们的手法去触摸病人身体相应部位。如我用手去按压病人的腹部，可以摸到肿大的肠管，盆腔摸到肿大的卵巢，颈部可以摸到肿大的甲状腺，面部两侧可以摸到肿大的腮腺，就是老百姓常说的"炸腮"。这些都是通过用医生的手触摸得到的诊断。

还有就是肛门指诊，我们医生把手指从病人的肛门伸进去，可以摸到直肠的肿瘤。要知道，大肠癌在我国有一半发生在直肠，直肠的解剖长度在 15 厘米左右，我们通过肛门指诊就可以发现将靠近肛门 8~10 厘米范围以内的直肠癌，相当于一半的直肠癌可以通过肛门指诊发现，可见直肠的物理检查非常重要。

"叩诊"时医生用自己的手指，叩击另外一只压在皮肤表面的手指，了解脏器的"回音"，我们通过叩诊，可以发现病人腹腔的腹水，这时候叩诊返回的是混浊的声音，我们叫"浊音"。如果有肠梗阻，肚子里面都是气，叩诊时就是"鼓音"。

"听诊"就是借助我们的听诊器，隔着皮肤，聆听我们身体发出的各种声音。通过听诊器，我们可以听到心脏跳动的声音。腹部，我们可以听到肠管蠕动的声音等等。

对于大肠癌，通过我们的物理诊断，可以发现腹部结肠的巨大包块，可以触及到盆腔肿大的卵巢，肛门指诊可以直接摸到肿瘤。

一句话口袋书

物理检查对大肠癌的诊断非常重要。可以在腹部摸到结肠肿瘤，肛门指诊可以触及近一半直肠肿瘤。

有镜则明

安安要下班了。我问他："明天的手术准备好了吗？"

"都准备好了！"他回答道。

"32 床肠镜病理是什么？"我问。

"老师，这个病人挺年轻的，右下腹包块诊断明确，但她害怕太疼不愿意做肠镜，她老公也心疼他太太，所以没做肠镜。"

"没做肠镜你怎么知道这个包块就一定是来源于结肠呢？"我问。

"老师，那怎么办？"安安有点不好意思，觉得自己错了。

"记得我刚刚参加工作的时候，就像你这么年轻，遇到一个中年妇女。也是右下腹包块，我们隔着肚皮都能摸到肿块。当时我的老师考虑到病人经济条件不好，就为了给她家省点做肠镜的钱，没给她做肠镜就手术了。进了腹腔我们才发现，这个肿瘤根本不是来自患者的结肠！而是来自右侧卵巢。这个病人也凑巧了，家属什么检查都不让做。给我们看的是他们当地县医院的 CT 片子。为了省钱，我们答应了病人的要求。但是手术要切除病人右侧卵巢，如果是转移癌就要切掉病人两侧的卵巢。这样一来，病人的内分泌功能就会出现紊乱。我们在手术室紧急召集家属，和他们沟通术中所见。家属一听我们要切卵巢，肿大的腹腔包块儿不是结肠癌，立刻就不干了！说'你们为什么当初给我们诊断结肠癌？现在告诉我们是卵巢肿瘤？'我们解释说：'是为了给您省钱，我们才没有做肠镜！而且您的妻子也说怕疼，不做肠镜。'但是家属就说：'我们不懂啊，你们是医生！我有说过你们不要做什么检查吗？这个手术如果切了卵巢，就是你们的事故！你们要赔偿！手术要免费！'"我给安安讲了我的经历。

"啊？老师，有这么不讲道理的家属？"安安问。

"是啊，我当时就蒙了！我和老师辛辛苦苦，想方设法为病人考虑，可我们遇到了这样的人！"我说。

"那后来呢？"

"我们给她切了卵巢。尽管手术恢复顺利，这个家属仍然以我们误诊为由，和我们医院纠缠。我们让她们家通过法律手段解决问题，这家坚决不干！打了电话，召集了村里几十号人过来，和我们医院医务处对峙，就是要赔偿！这件事告诉我们，医疗一定要按照常规办！"

"我知道了，老师。"

"你看这个病人，这么年轻，我们手术进去，如果不是结肠肿瘤，或者结肠卵巢转移，就涉及到要不要切除病人的卵巢。你想过没有，如果病人说她还想要二胎，我们把她的卵巢切除了，后果是什么？"我进一步说。

"这种病人，我们做一个纤维结肠镜，就可以明确是否是结肠癌，如果这个包块是卵巢，我们牵涉到要切除病人的两侧卵巢，我们就要事先和家属充分沟通。因为如果病人计划要二胎，我们可以让病人应用现代的科技手段，留存卵子。这样，我们手术即便切除了病人的卵巢，也不影响病人今后要二胎。既要满足病人的生活要求，又要避免医疗纠纷带来的法律风险，你说我们应该怎么做？"我启发安安。

"老师，明天的手术停了吧。我们让她先做肠镜，明确诊断。我再和病人家属充分沟通。您说行吗？"安安已经明白了。

"对！作为一个医生，你记住，一定要充分了解病人病情，掌握好手术的适应证，考虑到任何可能发生的风险。事先和家属沟通好！特别强调：大肠癌的诊断，无论如何，都要做肠镜检查，获得病理诊断，这是'金标准'，这个步骤不能省！"我又强调。

"好的老师，我记住了。"

对于大肠癌来说，做纤维内窥镜是必需的。纤维内窥镜就是一条细细的"虫子"，它的顶端有一个光源，就是一个小灯泡。一旦内镜进入我们的身体，里面黑洞洞的，有个光源，就可以看清楚了。现在我们讲讲内窥镜的前世今生吧！

一直以来，人们期望能够通过某种方式看到我们的身体内部。早在公元前1500年左右，犹太书中就提到了一种铅制阴道镜。当时人们并不能看到我们腹腔的脏器，也不知道我们的腹腔里的脏器长得什么样。但是，先人们想，至少我们能从肛门或者口腔看看里面的构造吧？公元前400年，希波克拉底（Hippocrates，公元前460—前370）也描述过一种直肠窥器，从此开辟了我们消化道内镜的先河。这些原始的内窥镜其实就是一个圆筒，伸进直肠，由于没有光，什么都看不见。当时只能依靠自然光源，看到的肠内情况也十分有限。至公元 1000 年左右，科学家在内窥镜中加入镜子来反射光线，但是照明不足以及穿透力差的问题始终无法解决，直到 1806 年菲利普·博齐尼（Philipp Bozzini，1773—1809）的发明出现。

菲利普的父亲来自意大利的一个贵族家庭，却因在决斗中杀了一个人后，于 1760 年逃到了德国美因茨，并在 1773 年生下了菲利普。1797 年也就是菲利普从医学院毕业的第二年，拿破仑军队占领了美因茨，失去家乡的菲利普没有接受法国国籍，而是毅然从军，成为了一名军医，服役于卡尔大公（奥地利皇帝弗朗茨·约瑟夫一世的兄弟）的军队。1801 年，战争结束后，由于美因茨仍在法国控制之下，菲利普试图在母亲的家乡法兰克福找工作，然而，天不遂人愿，菲利普来自被法国控制的美因茨，加上当时他的收入过低，他提出的法兰克福公民身份的申请一次次地被拒绝。所幸卡尔大公基于他在战争中的出色表现为他出具了一份强有力的推荐信，菲利普终于得偿所愿地获得了法兰克福公民身份。经历两次考试后，菲利普拿到了他的行医执照，并开了一间小诊所。开始，小诊所没有什么病人，但这也为菲利普留出了更多的时间施展他的才华。1806 年菲利普在法兰克福一次会议上首次展示了他的发明"Lichtleiter"。"Lichtleiter"是一种检查人体管腔的仪器，它的基本结构包括了一个用于观察的目镜，一个作为光源的蜡烛，一个引导光线和图像的反射镜，以及一种插入人体管腔的管子。

然而，菲利普的发明并没有得到广泛认可，因为想要推行这一装置需要国王本人的认可。于是菲利普将"Lichtleiter"的详细说明书拿给国王评估，国王将其交给了以因循守旧而闻名的私人医生约瑟夫，在约瑟夫及其他评判者看来这项发明仅仅是个玩具。菲利普的发明因此没有被推广使用，他也没有获得任何表彰，心灰意冷的菲利普回到了他在法兰克福的小诊所继续行医，时值伤寒流行，菲利普也不幸染上伤寒于 1809 年离世，年仅 36 岁。

"千里马常有而伯乐不常有"，在我们现在看来，尽管"Lichtleiter"比较粗糙并且没有被广泛使用，菲利普的发明仍具有划时代的意义，它是公认的第一个临床使用的内窥镜仪器，也揭开了内窥镜发展的篇章。正如菲利普墓志铭上写的"他是第一个尝试通过巧妙的传导光来观察人体管腔的人"。

大肠癌的诊断中，我们的检查手段很多，其中最重要的一点是要做纤维结肠镜。因为纤维结肠镜可以帮助我们获得病理诊断。首先我们通过肠镜，可以看到肿瘤的形态、大小，然后医生可以通过肠镜的活检钳，把部分肿瘤组织提取出来，由病理科医师在显微镜下进行观察，然后就可以给出明确的病理诊断了。如今的内窥镜，经过几百年的发展，已经取得了长足的进步，它的直径可以做得非常细小，人体的任何孔洞都可以进去，如肛门、尿道，生殖道，鼻腔，口腔，甚至椎间孔等，清晰度也非常高，可以通过内镜做各种治疗。如通过结肠镜把小的肿瘤直接切掉，还可以通过内镜把前列腺切除，甚至可以通过内镜在脊柱上打孔把椎间盘切除等，数不胜数。先进的人体内窥镜正在颠覆您的想象，改变您的生活。

一句话口袋书

大肠癌诊断的"金标准"：结肠镜＋病理诊断。

4.

有你真好

　　每周二早上的读书报告都是七点开始。这个规矩一直延续至今。以前我们的读书报告都是下午，而且不定期。主要是研究生的学习活动。

　　直到 1999 年，大学选派 8 名临床一线骨干医生到美国哥伦比亚大学医学院进行有关医学教育的学术交流活动。我和其他 7 位来自大学不同附属医院的教学骨干参加了这次活动。我们在美国纽约待了三个月，并且经历了美国的"跨世纪"，一起在美国进入了 2000 年。

　　我和刘老师都是外科医生。我们重点对接的单位是美国哥伦比亚大学长老会医院的外科。这个外科具有悠久的历史。在他们的小教室里有一尊铜质的雕像，这个雕像就是世界上最有名的胰腺外科专家艾伦·惠普尔（Allen O. Whipple，1881—1963）。我们做外科医生的都知道，"胰头十二指肠切除术"又名"Whipple 手术"。这让我们对哥大长老会医院外科多了一份崇敬。他们的教学主任是哈迪（Hardy）医生。美国的住院医师采取 24 小时住院制，工作非常辛苦。这种名牌大学的外科住院医师位置简直是"千里挑一"，住院医师个个都是精英，思维缜密，刻苦敬业。

哈迪告诉我们，早查房六点开始！第一次去他们的早查房，要早上四点前起床。我们住在纽约的皇后区，早上赶第一班地铁。纽约的秋天早上很冷，我们要换乘 3 趟地铁，一路上要花一个半小时。六点前到医院。会议室挺大，是个小的报告厅。六点不到，已经坐满了人，有住院医、进修医、实习学生等。会议室后排桌上有自助餐：三明治和牛奶，当然都是冷的。第一排都是医院的外科大佬，他们在六点后鱼贯而入，个个气宇轩昂，坐下后相互寒暄，会议开始。这样的早会给我们启示很多，2000年开始，我在科室也采用了这种早会形式。

安安早会上给大家报告《磁共振在直肠癌中的应用》，许多从地方上来的进修医师，不太了解磁共振对直肠癌的诊断意义。四十年前，我当外科住院医师的时候，国内还没有核磁共振设备。我们诊断直肠癌就是肛门指诊，加上个硬质乙状结肠镜。至于盆腔的检查，只有CT（就是电子计算机断层扫描）。那时候的技术还是比较落后，直肠癌侵犯膀胱，侵犯女性生殖器等都不做手术了。CT可以勉强作出判断。但是，由于技术的进步和发展，磁共振问世了。我们对于直肠癌的诊断技术因为有了磁共振而使清晰度显著提高。我们对盆腔结构看得更加清楚。在这我给大家解释一下，以前我们靠肛门指诊，硬质肛门镜，或乙状结肠镜都可以完成病理活检，这不就可以了吗？为什么还要做磁共振和CT呢？因为我们做医生的不仅仅要了解肿瘤的大小和周围组织的关系，还要了解肿瘤是否已经"跑"到其他脏器了（我们的专业术语是"转移"）。众所周知，大肠癌最喜欢往肝脏上跑（肝转移），还有的去肺上（肺转移）。我们不能"头痛医头，脚痛医脚！"外科医生要有全局观啊。

安安的讲课还在继续："我们知道，目前对于直肠癌的术前诊断，国际上推荐的是磁共振。为什么是磁共振呢？我们首先要从磁共振的发现谈起……"

1983年9月26日晚，前苏联雷达兵比德罗夫正在莫斯科郊区的谢尔蒲霍夫导弹预警指挥中心值班。深夜，遭遇国外袭击的防空警报突然响起，雷达显示有 5 枚核弹正从美军基地飞向苏联！比德罗夫看到后，立刻紧张起来，按照规定，比德罗夫应该立即将此事通报上级并申请反击，因为一场核战争即将爆发！在这千钧一发的关键时刻，经验丰富的比德罗夫并没有这样做。他是个经验丰富的老兵，冷静地分析后认为，这些导弹是同时发射的且没有第二波的攻击，所以很可能是电脑故障。但是，这么大的事他也没有把握。到底应不应该上报？他内心斗争激烈。就在他犹豫之际，警报声突然停了下来。经查：此次警报的出错原因是追踪美军导弹发射架的卫星将太阳反射光误当成导弹发射的迹象。比德罗夫的冷静挽救了美苏两国。如果比德罗夫没能识别出电脑错误，那么瞬间就会引发一场毁灭性的核战争，后果不堪设想。

"磁共振"原名"核磁共振"，1983 年末，正值美苏冷战时期，震惊世界的比德罗夫事件，让核危机的风险愈演愈烈。为了缓解民众对"核"的恐惧以及避免误会，美国放射学会建议将"核磁共振"改名为"磁共振"，"磁共振成像"这一术语因而沿用至今。尽管核磁共振成像及核武器中的"核"指的都是原子核，但二者原理却完全不同，后者是利用原子核裂变或核聚变反应产生的巨大能量，而磁共振成像的原理就要从伊西多·艾萨克·拉比（Isidor Isaac Rabi，1898—1988）[1]说起……

1898 年，拉比出生在奥地利东北部一个小镇，自幼家境贫困。为谋生计，他父亲带着一家人远赴大洋彼岸，移居美国。刚到美国那几年，拉比一家和其他移居的犹太家庭一样，生活入不敷出，拉比只能在一所犹太启蒙学校学习。在那里，犹太教中的上帝也对拉比的成长产生了深刻的影响。随着父亲开了一间杂货铺，拉比一家的生活逐渐得以改善，拉比也有机会进入了公立学校学习。在公立学校，拉比疯狂地从图书馆里汲取知识。有一次，拉比读完天文学相关书籍《哥白尼日心说》后说："一切都如此简单，谁还需要上帝呢？"从此刻起，拉比心中的"上帝"已悄然从《圣经》中创世的上帝转变成了唯物主义的"实体和自然"。

拉比的求学之路也并非一帆风顺，1916年高中毕业后，拉比考入了美国康奈尔大学电子工程系；入学后不久就转到了化学系。大学毕业后，拉比作为一个犹太人，与当时美国的化工业和学术界格格不入。此后工作了三年，他始终郁郁寡欢。于是1922年，拉比重新到康奈尔大学攻读化学研究生。一年后，为了追求爱情，拉比转至哥伦比亚大学，并且进入了物理系。在此，拉比终于找到了自己热爱的专业——物理学。起初，拉比求学是为了摆脱贫穷、无知和迷信的生活环境，找到毕生所爱后，拉比决心献身科学。此后，拉比凭借过人的天赋和自身的兴趣以及勤奋，于1938年首次描述了磁共振现象：在磁场中的原子核会沿磁场方向呈正向或反向有序平行排列，施加无线电波之后，原子核的自旋方向会发生翻转。拉比也因此获得了1944年诺贝尔物理学奖。

然而，即便是拉比本人也没有预见磁共振现象在医学上的巨大应用。1971 年雷蒙德·达马迪安（Raymond V. Damadian，1936—）[2]首次发现小鼠肿瘤组织和正常组织磁共振弛豫时间（也就是我们现在看到的核磁上的 T1 和 T2）有较大差异，于是提出可以通过磁共振诊断肿瘤。为了进一步研制出能扫描人体的磁共振机器，达马迪安四处谋求经费，却被认为是"可笑的傻瓜"。与此同时，观看了其他人做小白鼠磁共振磁谱分析试验的保罗·克里斯蒂安·劳特布尔（Paul Christian Lauterbur，1929—2007）想到了磁共振成像的方法。劳特布尔将自己的创意命名为"组合层析成像法"，并于 1973 年在《自然》杂志上发文阐述了磁共振成像技术。一石激起千层浪，许多科学家将目光投向了磁共振成像，科学家彼得·曼斯菲尔（Peter Mansfield，1933—2017）在 1977 年首次使用磁共振对人体部位进行成像，获得了其学生手指横截面的核磁图像[3]。此后，磁共振成像技术迅速发展，成为医学影像诊断的重要手段之一。2003 年诺贝尔生理学或医学奖颁发给了劳特布尔以及曼斯菲尔以表彰他们在磁共振成像方面作出的贡献，但此事却引起了很大争议。达马迪安认为若是没有自己，就不会有今天的磁共振成像，于是花重金通过在《华盛顿邮报》《纽约时报》和《洛杉矶时报》上刊登整版广告并在其中将诺贝尔头像倒置来抗议自己没有共享诺贝尔奖。当年仅《华盛顿邮报》的广告位就价值 80000 美元[4]。由于诺贝尔奖评选细节有 50 年的保密期，或许只有等到 2053 年我们才能知道为什么达马迪安未能共享 2003 年诺贝尔奖。

对于直肠癌的磁共振诊断的应用并且获得公认源自一项欧洲的多中心研究。来自英国利兹大学的病理学教授夸克牵头进行了临床研究，奠定了磁共振对于直肠癌手术前临床分期的重要地位，并写进临床诊疗指南。

参考文献

1. 程民治，朱爱国. 拉比：融合科学精神与人文精神的光辉典范[J]. 现代物理知识，2013, 25: 51-54.

2. 杨庆余. 达马迪安：核磁共振成像技术的先驱[J]. 科学，2017, 69: 42-45.

3. TURNER R. Peter Mansfield (1933—2017)[J]. Nature, 2017, 543: 180.

4. PEARSON H. Physician launches public protest over medical Nobel[J]. Nature, 2003, 425: 648.

一句话口袋书

磁共振检查是直肠癌术前分期的重要依据。

第一滴血

我上中学时正值20世纪70年代初的"文化大革命"时期。那是一个动荡的年代，精神生活极度匮乏。我们学校是个普通中学，校舍由30年代建设的三栋二层小楼组成。由于是在"文革"时期，我们的学习远没有现在的正规。学生去上学，家长没什么要求，不像现在，家长对孩子学习的期望值太高了。我们上学，就是父母让我们"不在家"就好。记得一次学校开家长会，爸爸去了我们的学校。爸爸惊奇地发现：我们的教室的窗户居然都没有玻璃！因为学生们很无序，在学校可以任意"打砸抢"，所以学校的玻璃经常是"坏"学生们袭击的目标。好多玻璃被打碎，学校经费有限，怎么能换得过来呢？于是，老师们想出一个办法，就是用塑料布当玻璃，这样一来可以显著降低成本。爸爸参加完家长会，和我说："我真的没有见过，一所没有玻璃窗的学校！"其实那个时候爸爸说这句话内心透着悲凉，不住地摇头，可没有办法。看到自己的孩子在这样的环境中学习，正在将美好的青春年华浪费在这里而感到心痛！

我的同学们大都是工农子弟，一说到"出身"，他们都特骄傲，我就没有什么发言权了。大家都引以为自豪的出身是"工人、贫农、革命干部"。尤其是"工人出身"，简直就是"硬通货"。工人出身的同学，走到哪儿都是理直气壮，说话都掷地有声。课间同学们聊天，说得最多的是"我爸厂子"，"我妈厂子"，那语气，那自信，真的不能比的。我还特别羡慕他们人人手里有"澡票"，就是到外面洗澡堂洗澡的凭票。对于在工厂里工作的工人，厂里会发澡票。我们没有澡票的人要花两毛六分购票才能去洗澡。由于我爸妈在医院，和他们没法聊，人家都是"厂子"，我就只好躲在一边听他们聊天。

C老师是我中学的英文老师。圆圆的脸，肤色稍微有一点黑。我记得她留着短发，微笑时有一对好看的酒窝，总体看上去高贵而优雅。她不是我们的班主任，只教我们班英语。听说C老师以前是上海"圣约翰"大学西语系毕业的！其实我挺喜欢英语课的。尽管那个年代，我初中高中都学习英语，但是基本上没有什么进步。因为老师要考虑全班的教学进度，所以学的东西十分简单。C老师的发音很好听。由于我上课比较认真地听讲，加上知道我是医生的孩子，C老师就格外喜欢我。一次C老师到我们家家访，正好爸爸妈妈在家。爸妈对同是知识分子的C老师热情有加，一起聊天，C老师夸我在学校的表现，说也教过我哥哥。"你们家的孩子都是好学生。"C老师说。爸妈当然很高兴。一起聊才知道，C老师是上海人，和爸爸是老乡，"老乡见老乡，两眼泪汪汪"啊。那个时代，有知识的人相遇正是"酒逢知己千杯少"，虽然没一起吃饭但也相聊甚欢。

四十年过去了，偶然听说C老师罹患大肠癌。但是她一开始并没有找我，可能是后来才知道我做了医生。一天，我接到了C老师的电话："顾大夫，您记得我吗？我是C老师！四十年前教过你和你哥哥！"

"您好啊C老师，您好嘛？我当然记得您。您还去过我们家呢。"我说。

"你不知道，我二十多年前得了乳腺癌，但是我这些年很好啊。最近有点不舒服，家里人劝我去医院检查，怀疑我得结肠癌。我这么大年纪，两个膝关节也有问题，走路也不方便，做各种检查我怎么能吃得消呢？听说最近有一个检查，叫'一滴血'查肿瘤对吗？我知道你是医生，而且是著名医生，老师很骄傲啊！"老师说。

"老师，您说的一滴血查肿瘤只是个'噱头'，但是您可以到医院做一些检查，我给您安排好，抽一管外周血，可以检查许多肿瘤标志物，如果这些肿瘤标志物升高，就间接地提示我们身体的哪些脏器可能有肿瘤。真正要确诊，靠'一滴血'的检查还是做不到的。"

前一段时间，有报道说有一种仪器仅用指尖一滴血就能检测出几十种癌症，是真的吗？在这儿，我们先从霍尔姆斯谈起。

伊丽莎白·霍尔姆斯（Elizabeth A. Holmes，1984— ）[1] 出生于美国首都华盛顿，祖上曾是商业和医学的世家，霍尔姆斯也并没有因家庭条件优越而失去斗志，高中毕业后被美国著名的斯坦福大学录取。2003 年暑假，霍尔姆斯获得了新加坡基因研究所实习的机会，适逢非典疫情，她参与了一项检测病人血液样本中非典病毒（SARS–CoV–1）的研究项目。正是受这段经历影响，19 岁的霍尔姆斯在硅谷创立了 Theranos 公司。为了全身心建设公司，霍尔姆斯从斯坦福大学辍学。受血糖仪的启发，霍尔姆斯设想制造一款体积小、取一滴血便能检测出包括癌症在内的多种疾病的产品。怀揣着改变疾病诊断方式、改变世界，成为史蒂夫·乔布斯那样的传奇人物的理想，霍尔姆斯开始了她的职业生涯。

2005年，在霍尔姆斯公司的员工们夜以继日的努力下，血液检测仪Theranos 1.0诞生了。在霍尔姆斯的吹嘘下，投资者纷纷认为这是能够颠覆现有医疗体系，造福全人类的仪器，深信这其中蕴含着巨大的商业价值。Theranos 1.0得到了媒体的极大关注和投资者的青睐。为了将这一产品商业化，2007年霍尔姆斯与著名药企HR公司达成合作意向，并在晚期癌症患者中进行了试点研究。然而，这项研究在检测了两名患者的血液后戛然而止，HR也终止了与霍尔姆斯的合作。为此，霍尔姆斯团队研发出了另一款新的血液检测仪，并将其命名为Edison。霍尔姆斯希望通过这款产品与HR等药企重启合作，却均遭到拒绝。走投无路之下，霍尔姆斯在产品文件中加入了HR的商标，让投资者误以为该产品通过了HR的检测，再加上霍尔姆斯找到了美国前国务卿等美国政要为其公司站台，至2014年，Theranos公司获得的融资超过4亿美元，公司市值则接近90亿美元。霍尔姆斯本人身家估值一度达到45亿美元，《福布斯》杂志曾称伊丽莎白·霍尔姆斯为全球最年轻的白手起家创业女富豪。

可惜好景不长，2015年10月，《华尔街日报》发文援引前Theranos员工的内部爆料称，Theranos根本不具备它所吹嘘的那些技术，大部分血液检测项目都是依靠第三方仪器完成的，甚至血液标本获取方式依旧是外周静脉抽血而不是取一滴血。霍尔姆斯的骗局血淋淋地暴露在大众的视野中，美国医保、医助中心、食品药品监督管理局等监管机构纷纷介入调查，霍尔姆斯辉煌不再并且面临多项指控，甚至可能锒铛入狱。

如果说血液中有可以快速诊断肿瘤的物质，目前非"肿瘤标志物"莫属，简单来说，肿瘤标志物是特征性存在于恶性肿瘤细胞，或由恶性肿瘤细胞异常产生的物质，也可以是人体对肿瘤细胞反应而产生的物质。然而，就目前的情况而言，并不是被检测者肿瘤标志物升高就一定诊断为体内有肿瘤，或者肿瘤标志物正常就没有肿瘤。目前为止发现的肿瘤标志物其灵敏度和特异度都不足以使其成为人体是否罹患肿瘤的主要诊断手段，但肿瘤标志物以其检测简便等优势在肿瘤的辅助诊断、判断疗效、监测复发及转移等方面具有重要的意义。

事实上，早在 1846 年亨利·本斯·琼斯（Henry Bence Jones，1813—1873）在多发性骨髓瘤患者的尿液和体液中发现了本-周蛋白，就此拉开了"肿瘤标志物"的研究序幕。1965年戈尔德（Gold）和弗里德曼（Freedman）[2]在人结肠癌中发现一种物质，于正常结肠组织却检测不到。随后，他们发现这种物质除了存在于胃肠道、胰腺的恶性肿瘤中外，还存在于 2 ~ 6 个月的胎儿肠道、肝脏以及胰腺中，因此，他们将这种物质命名为癌胚抗原（CEA）[3]，这也是大肠癌中最重要的肿瘤标志物之一。研究发现，大肠癌患者术后血液检测癌胚抗原正常的Ⅱ、Ⅲ期结直肠癌患者 5 年生存率为 81.7%，而术后癌胚抗原升高的患者 5 年生存率仅为 35.0%[4]。在大肠癌的诊治中，我们除了要病人做纤维结肠镜以外，通常我们还要给病人做腹部和胸部的 CT 检查，目的是除外肝脏和肺脏的"远处转移"，而且医生还会给病人抽一管静脉血，检测"肿瘤标志物"，最常见的就是 CEA。CEA 是大肠癌最常见的肿瘤标志物，某些患者罹患大肠癌时其血清 CEA 数值会升高。同时，我们也有反映大肠癌病变的其他肿瘤标志物，如 CA199，CA724 和 CA242。

参考文献

1. 张晓东. 女版"乔布斯"泡沫破灭 [J]. 传奇传记文学选刊, 2018: 78-80.

2. GOLD P, FREEDMAN SO. Demonstration of tumor-specific antigens in human colonic carcinomata by immunological tolerance and absorption techniques[J]. The Journal of experimental medicine, 1965, 121: 439-462.

3. GOLD P, FREEDMAN SO. Specific carcinoembryonic antigens of the human digestive system[J]. The Journal of experimental medicine, 1965, 122: 467-481.

4. YOU W, YAN L, CAI Z, et al. Clinical Significances of Positive Postoperative Serum CEA andPost-preoperative CEA Increment in Stage II and III Colorectal Cancer: A Multicenter Retrospective Study[J]. Frontiers in Oncology, 2020, 10: 671.

一句话口袋书

大肠癌患者，除了做结肠镜、CT 和超声检查外，通常还会检测血清肿瘤标志物：CEA，CA199。

疗前分期

1976 年 7 月，我正在读高中。

区里的高中篮球联赛刚刚开始。我们是中学的校队主力队员。我们的球队正式参加了此次比赛！7 月末的一个下午，我们对广中篮球队。我们的教练是原省队的教练，水平非常高。教练平时对我们要求非常严格。我们学校的篮球水平当时在区里是数一数二的，但是师大附中是我们的死对头，我们的实力和他们相比多少有些差距。但是，广中这个球队也是区里的篮球名队，我们的实力不相上下。我记得比赛是在广中的操场上举行，我是首发。身上穿的是学校发的校服，我们都非常兴奋！那个时候能够穿上学校的校服参加篮球赛是一件非常光荣而且让人羡慕的事情。甚至我没有比赛的时候，也要穿着这件校服，到处走走，让别人看看，因为穿上校服会让人知道我是校队的，是一种无尚的光荣！比赛如期举行，我们队员发挥出色，顺利取得了第一场的胜利！我真的特别高兴。整个晚上都睡不着，因为自己的出色发挥，因为胜利来之不易！躺在床上，我盼着快快天亮，我又可以去操场打球。

七月北京，天气非常热，那个年代没有什么电扇，只有芭蕉叶做的大蒲扇，自己给自己扇扇子。正当我刚刚有点睡意的时候，我就感觉到远处有"轰轰"的声音，由远而近，声音越来越大，最后我感觉像是一趟飞快的火车就在我的床旁经过！那种轰鸣声越来越近，越来越响，最后只听见地动山摇、山崩地裂般的"咣""咣""咣"的轰鸣，我简直傻了！完全不知道发生了什么事情！几声轰鸣过后，就感觉到整个大地在颤动，我们跟着一起左右剧烈地晃动，然后我听到"咣当"一声，我床边的屋顶掉下一大块泥土，砸在靠墙的煤气灶上，我们吃饭的大铝锅被巨大的石块砸的完全没有了形状！我抬头一看，我们家的天花板竟然掉了一大块，我坐在床上透过坍塌的房顶，居然看到了月亮！

"孩子，地震了！快往外跑！"睡在里屋的爸爸大声地说！毕竟爸爸见多识广，知道眼前发生了什么。我也顾不上别的，赶紧穿上打球的运动服。新买的球鞋就比赛穿了一次，平时舍不得穿啊。眼见地震到处是土块砖块，我更是舍不得穿新鞋。穿上拖鞋，跑到了楼下！

我们住的是一个陈旧的二层小楼，已经有几十年的历史了。我家住在二楼，我和楼上邻居家的小孩跑的最快，我跑在最前面，当我快到楼门口，又一声"轰隆"巨响，我感觉又有好多东西从上头落下，我立即拦住所有后面的小朋友。"不要动！"我向他们喊道。我担心我们走得过快，会被上面的石块砸伤。巨大的轰鸣和一阵落石以后，出现了暂时的安静，我们屏住呼吸，经过初步判断没啥事儿，赶紧带着他们一起往门外冲！我们冲到院子里的时候，又一次巨响，现在看来就是地震后发生的"余震"，我们的房顶又有许多石块砖头落下。伴随着"噼里啪啦"的声响，不管是砖块还是瓦块，统统落在小院的地上形成一个不小的土石堆。整个院子里尘土弥漫，我们跑到院子里，第一次经历这种事，大脑一片空白。

邻居把家里的半导体收音机打开，才知道，真的是地震了！震中是河北的唐山市。爸爸妈妈都是医生，看看我们孩子们都没事儿，顾不上家里的事，都去了医院，因为他们要救治受伤的病人。我们的院子里共有 18 户人家，地震发生后，我们的小西楼的楼顶开了天窗，就是我家。大家在院子里坐着，不敢回家。因为收音机里广播告诫大家不要惊慌，但是要远离房间，最好到空旷的地方，如操场，院子里。没事不要呆在屋里。可能还会发生地震后的余震。

一切安定以后，我觉得特别遗憾。我对眼前的地震并没有什么担心，也没有去评估地震带来的危害。因为那些和我关系不大！我关心的只是我们的比赛！我的状态那么好，这两天还有比赛呢！那个时候，打球是我最重要的事。我知道，广播都说不要进到房间内。但是，我担心我的那双新的球鞋啊！那个年代，我们打篮球没有特别专业的球鞋，虽然那个时代有"回力牌"篮球鞋，高腰白色的那种，但是价格太贵，家里一般也不会给我们买。因为比赛，和爸爸妈妈要求了好多次，才同意给我买一双白色的"田径鞋"。那个时候有一双"田径鞋"是了不得的，平时是舍不得穿的，只有比赛时才舍得穿。比赛结束后，不仅要刷干净，还要刷上白粉呢！

大人们都在了解地震的事情，讨论什么地方是震中？会不会有余震？我只是担心余震把我们的大楼震塌，我是否会失去那双心爱的球鞋！不行，我一定要把我的那双球鞋"救"出来。可是，院子里大家都没有动静，都没有人敢回到自己的家中拿东西。我想，我得偷偷地回去一趟，我家在二楼，在当时那种情况下是有危险的。于是我趁人不注意，自己悄悄地溜回了家中，其实内心挺害怕的。万一这个时候余震发生了怎么办？但是，我还是鬼使神差地上了楼。当我从楼上溜出来的时候，被邻居的爷爷看见了。"这孩子，真够可以的，不要命了？没听说要有余震吗？有什么东西那么贵重？让你拼了小命也要去取？"老爷爷质问我。他看到我手里拿了一双球鞋，就说："就为这双鞋？"老爷爷很生气，"看你爸爸回来我不和他说！"

晚上，爸爸回来，听说球鞋的事，把我臭骂了一顿。值得庆幸的是，我的球鞋保住了！我天天盼地震早点过去，一切早点恢复正常，我们的球赛尽快开赛，但是，地震后几乎所有的空地，包括学校的操场上，都是搭建的地震棚，激动人心的"赛季"看来是没戏了！

半年以后，建筑工程师来到我们的院子，对我们住的小楼进行了修缮前的评估，我们原以为就可以搬到其他地方住了，没想到，工程师说这个房子加固后还是可以住的。于是，就在我们住的楼外面绑了一根特粗的铁管，穿过楼板，给我们的楼做了一圈铁箍，算是整个楼的外周都给加固了。

一座地震震坏的楼房，维修以前，需要有工程师给评估一下，楼的主体结构是否受到了威胁；地震是否让我们的楼房伤筋动骨了；破碎的墙体是否需要真正的钢筋水泥来加固。当我们面对一个罹患结直肠癌的病人时，医生们首先要做的事情就是对病人的肿瘤进行评估。对于病人来说，我们就是工程师。好多病人经常给我发微信，把一两个检查资料发给我，问我，是否应该做手术？是否应该化疗？其实，我们做医生的至少应该掌握大肠癌的基本临床分期，有了临床分期，才能确定病人的治疗方案。通常，国际上有通用的 TNM 分期来描述大肠癌的病情程度：T 代表肿瘤侵犯组织的深度，N 代表淋巴结，M 代表是否有远隔转移。临床上，医生常常把大肠癌分为四期。其中，Ⅰ期和Ⅱ期是早期；Ⅲ期是局部进展期，通常这期的大肠癌病人有局部的淋巴结转移；Ⅳ期是晚期，一般有远隔转移，就是指发生肝转移或肺转移等。对于临床医生来说，根据大肠癌的临床分期，来决定肿瘤的治疗策略。Ⅰ期的直肠癌，或者结肠癌，可以采用局部切除的方法。对Ⅱ期的结直肠癌，一般没有淋巴结转移，如果做了外科手术，可以不做术后的辅助化疗。如果肿瘤已经处于Ⅲ期了，除了外科手术以外，还要进行辅助化疗。对于Ⅳ期病人，往往无法手术了，一般采用姑息化疗，靶向治疗或免疫治疗。

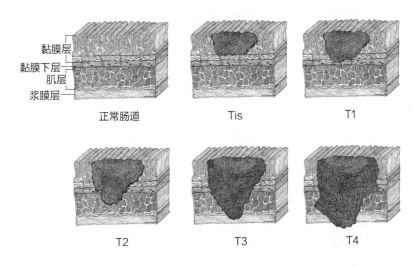

黏膜层
黏膜下层
肌层
浆膜层

正常肠道　　　　　　Tis　　　　　　　T1

T2　　　　　　　T3　　　　　　　T4

大肠癌的临床分期示意图

通常大肠癌按照肿瘤在肠管的浸润深度分 T 分期，Tis 是肿瘤原位癌，T1 肿瘤局限在黏膜和黏膜下层，T2 肿瘤在固有肌层，T3 肿瘤侵犯到浆膜下，T4 肿瘤突破浆膜层。除了肿瘤浸润肠管的深度，还要考虑肿瘤的区域淋巴结是否有转移——N 分期。另外，还要考虑的是有没有远处转移——M 分期。综合起来，Ⅰ、Ⅱ期的大肠癌没有淋巴结转移，属早期结直肠癌。Ⅲ期大肠癌有局部淋巴结转移，属于局部进展期，如果有远隔转移，就是Ⅳ期，也是大肠癌的晚期。

一句话口袋书

任何大肠癌，在治疗以前都要进行临床分期。
国际上常用的是 TNM 分期。

第四章

防患于未然

1.
"预"见未来

我出生在北京的宣武区。现在宣武区已经合并入西城区了。

我们上中学的时候，正好是 20 世纪的 70 年代。

我们中学时代非常开心，没有什么作业。学生不学坏就是好的。我的中学不是什么重点中学，因此老师们对学生的要求也不算高。我是当时的班长，我也不知道什么原因让我当班长。并不是我多优秀，而是确实没有比我更合适的人选了。可能是小学升初中的时候我是红小兵副大队长的缘故吧。那个年代和现在有许多不同，大家都不太热衷于学习，学习好不好没有什么。

我从小喜欢打篮球。中学时代我一直是学校的篮球队员。我们的训练只在早上，我们得六点起床，七点就到学校，都是露天的操场，水泥制的球场。无论冬夏，都是早上训练，同学们八点上课，七点多陆续来到学校，打球的操场上，往往会围上一圈同学，大家课前没地方去，就看我们打球。我们这些人，有人看，可卖力气了，投出一个好球，大家会有叫好的，觉得特风光！

那个时候，如果在学校同学之间打架，那是要开全体师生参加的批斗会的。记得有一次，一个和我也算是好朋友的同学，与其他同学打架被老师要求开批斗会，这种会的程序就是先让犯错误的同学上去做检查，公开的那种；然后，让"好同学"——就是我这样的班长啊、小组长啊，听话守纪律的同学到台上发言去批判他。虽然我和被批评的同学私下关系挺好，但是，批判会是严肃的。我写好稿子，义愤填膺，批判"歪风邪气"，我的发言都是比较深刻的，老师同学们听了也觉得讲得挺对的。当然下了课，到了校外，大家还是朋友，好哥们儿！有一次，老师看到我和这个同学在一起，就很生气地对我说："你不能和这个同学在一起，他是什么学生你不知道吗？""老师，我和他玩儿是想帮助他，要不他怎么进步啊？"我狡猾地说。老师也就不说什么了。

其实那个时候的学生最后能够成为真正的朋友的也就是为数不多的几个。

我的班上有位同学体育好，但是有先天性心脏病，姑且叫他 G 同学。怎么发现的心脏病呢？源自学校的疾病筛查。尽管是动荡的年代，学生的基本体检还是可以进行的。入学的体检表非常简单，学生们要回答几个问题，诸如家里有没有遗传疾病啥的，然后就是体检。内科医生拿出听诊器，在我们的胸部听诊，我们的 G 同学就是体检发现了"心脏杂音"。体检的医生和 G 同学说，以后不能做诸如跑步等剧烈运动。但是，偏偏他跑步特别快，尤其是短跑。那年秋季的校运动会就要召开了，我们班的 4×100 米接力队就差一个选手。老师当然不会让 G 同学去参加。但是我们常在一起玩儿的同学都知道，G 同学经常和我们踢球，打篮球，根本就没事，我们没有把他当作心脏病人。为了在校运动会上取得好成绩，我作为班长，想把我们的接力队做到最好。大家都说，应该让 G 同学上！他跑最后一棒最合适！既然大家都建议，我就决定让 G 跑最后一棒。

　　班主任 M 老师和同学们坐在看台上，根本不知道我的计划！男子 4×100 米决赛就要开始了，我们班的代表队在第三道，那可是"冠军道"啊！

　　"砰"一声发令枪响，我们的选手出发了！看台上欢声雷动，M 老师和我们的同学们一起为选手加油！前三棒我们班队名列第二，只见 G 同学接过接力棒，飞速冲了出去，快马加鞭！我们班的同学们一看我们班跑了第一位，更加加大嗓门儿。M 老师和同学们一样激动，突然，老师发现跑最后一棒的竟然是 G 同学！老师顿时大惊失色！她顾不上和同学们一起加油，立刻快速跑下看台。上了年纪的她跌跌撞撞，吃力地跑着，怕是自己的心脏病也快犯了。M 老师知道，我们的 G 同学是先天性心脏病，是不能跑步的，何况是这么剧烈的比赛！"要出事的！怎么搞的啊！"

老师气喘吁吁地跑到我们比赛的终点，看到我们大家正在一起庆祝呢，开心地有说有笑的！老师一把叫住我，把我吓了一跳。

老师的脸色非常难看，一脸愤怒，"谁让 G 同学跑比赛的？他有心脏病你不知道吗？你这个班长怎么当的？这样要出事的！他的心脏不能参加剧烈运动！平时免体，你们却让他比赛，你们真是气死我了！"

老师说完，径直走到 G 同学的面前，G 同学正陶醉在冠军的喜悦中，享受同学们的赞美呢！

"你过来，谁让你跑的，你自己有心脏病你不知道吗？"看到 G 同学没什么事，老师悬着的心总算放了下来，对 G 同学抱怨地说。

"老师，我没事，谁也没让我参加，是我自己主动要求的！" G 是我哥们儿，关键时刻是不能出卖我的，说完还向站在老师背后的我使了个眼色。我俩心领神会。

老师看没出什么事，就再一次走到我身旁，告诉我，"以后任何涉及到剧烈运动的比赛都不允许 G 同学参加！"

"好的。我知道了。"

时光飞逝，我们一起长大，我当了医生。G 同学因为先天性心脏病不能参加高考。其实他的学习成绩非常好，但是没有办法，他没有参加高考，就进了工厂工作。但是我们始终有联系。他在工厂当推销员，工作关系经常喝酒，人也变得非常胖。

"顾大夫，G 同学脑出血住院了！你赶紧过来吧，他老婆和家里都乱了套了。"我们班的 K 同学给我打电话。我们连夜赶到医院。

"今天晚上，他一直说头痛，因为应酬喝酒回家挺晚。" G 的妻子和我说，"我看他头疼就让他早点睡下，后来就开始吐，我觉得不对劲儿，就叫 120 把他送到这儿，到急诊室他就叫不醒了！"我一看，他已经进了 ICU，那说明问题挺严重啊。"你们别急，我找他们的医生聊聊！"我自己打电话找了他们医院医务处 C 处长，是我的朋友。在 C 处长的帮助下，我们了解到，G 同学长期饮酒、抽烟，肥胖，而且缺少运动。这种不良的生活习惯，导致他有严重的心脑血管疾病，这次考虑是颅脑出血，压迫了延髓，出现了生命体征的不稳。他妻子曾对我说："我知道他的病情严重，但是，我希望不管他病得多厉害，我还是要把他接回家。只要他躺在那里，会不会说话，能不能认识我，都不重要，我只希望他能活着！我回到家，能见到他就好。即便他瘫了傻了，我都会一直在他身边照顾他！"

经过紧张的抢救，G 同学逐渐恢复了意识，但是就是肢体运动不行，说话的语言不清。大概只有他妻子能够听得懂他的话。病情平稳后，完善各种检查还发现，他的肠道有多发的散在腺瘤。我看了检查后觉得可以进行内镜下的治疗。经过纤维内窥镜治疗后，G 同学回家疗养。

尽管是动荡的年代，疾病的筛查已经开始进行。特别是上小学、中学都要体检。我们的体检还包括了如参军体检，分配工作的体检，但是体检和疾病的筛查并不完全一样。

疾病的筛查可以追溯到 1882 年美国国会通过的一项限制大规模移民的法律[1]。该法律称"只限制'罪犯、贫民、疯子和其他不受欢迎的人'移民"，然而，其他不受欢迎的人里面就包括了患有躯体疾病的人。这项法律导致了美国入境口岸出现了"疾病的快速筛查"。在港口的筛查是由海军陆战队医院负责进行的，其中一名年轻的筛查者维克多·海瑟（Victor Heiser，*An American Doctor's Odyssey* 的作者）生动地描述了当时他的工作任务：对那些被拒绝入境的人做出令人心碎的决定，比如一家人准备移民，入境时只因为该家庭中一个孩子患有沙眼，海关就拒绝了整个家庭入境。其中一些筛查测试似乎很奇怪：例如，通过观察到一只耳朵上挂着暗淡和死气沉沉的头发，推定诊断为怀孕（私生子是拒绝入境的理由）。这种所谓的"筛查"并不严谨，有时候并不是证据确凿，只是主观臆断，因而具有较高的假阳性以及较低假阴性率。后来，在美国公共卫生服务的支持下，筛查逐渐发展起来。

通过对大肠癌的长期观察，人们发现隐匿性出血症状最先出现。然后才是肉眼血便和其他症状，但是人们却始终没有找到可靠的方法能够检测到消化道隐匿性出血。

什么叫"隐匿性出血"呢？我们经常听到的"潜血"，实际上就是我们看不到的隐含在大便里面的少量出血。如果有肿瘤，表面有破溃，小的血管会有少量出血。这种出血通常我们肉眼是观察不到的。一般来说，只有消化道出血达 5 毫升，通过"潜血"

实验才能够看到。用一种能够和血液中的物质结合而显色的试剂，滴在粪便上面，如果可以观察到颜色的变化，就是我们说的"潜血阳性"。

1901 年，博阿斯（Boas）创办了第一本专门研究胃肠病学的期刊，报道了使用愈创木脂试验首次检测到粪便中的少量血液；1904 年，阿德勒（Adler）首次使用联苯胺试验进行隐血检测[2]。然而研究者发现，愈创木脂试验的重复性并不理想，联苯胺也被证明具有致癌性。因此，20 世纪初，通过粪便隐血筛查大肠癌，结果并不尽如人意。

1895 年，霍普金斯大学凯利（Kelly）教授发明了硬质乙状结肠镜[3]，检查者戴着头镜，其助手使用电灯照亮，电灯的光通过头镜被反射入插入肠道的管子中，从而使检查者能够看清楚肠道内的情况。但是，顾名思义，乙状结肠并不是直的肠道，确切地说，它只能观察到距肛门 30 厘米以内的肠道。况且只有经验丰富的医生才能将硬质乙状结肠镜完全插入肠道，并且这个过程通常会引起患者的不适。

1948 年，吉尔伯特森（Gilbertsen）在明尼苏达大学开展了一项硬质乙状结肠镜筛查大肠癌的研究[4]，至 1976 年，这项研究招募到了惊人的 21150 人。被筛查人群大肠癌的最终发病率与一般人群相比降低了 85%，并且被筛查人群中检测到的大肠癌患者的 5 年生存率为 64%，而当时未接受过筛查的大肠癌患者 5 年生存率只有 31%。到目前为止，大肠癌的早期筛查方法已经非常成熟。

由于大肠癌是一种常见于老年人的恶性肿瘤，根据临床经验和国内外的临床指南，建议从 50 岁开始进行大肠癌的早期筛查，结合中国国情和经济条件，建议进行以下几种筛查：

○ 每年进行一次高敏感性的大便潜血检查（每年体检做好大便常规检测即可查大便潜血）。

○ 每五年进行一次粪便 DNA 检测。

○ 每五年进行一次结直肠镜检查。

参考文献

1. WILSON JM. Medical screening: from beginnings to benefits: a retrospective[J]. Journal of medical screening, 1994, 1: 121-123.

2. THORNTON GH, ILLINGWORTH DG. An evaluation of the benzidine test for occult blood in the feces[J]. Gastroenterology, 1955, 28: 593-605.

3. KELLY HA. VI. A New Method of Examination and Treatment of Diseases of the Rectum and Sigmoid Flexure[J]. Annals of surgery, 1895, 21: 468-478.

4. GILBERTSEN VA, NELMS JM. The prevention of invasive cancer of the rectum[J]. Cancer, 1978, 41: 1137-1139.

一句话口袋书

通过大肠癌的筛查，可以早期发现大肠癌。如果存在大肠癌高危因素，如既往发生过结直肠息肉、结直肠腺瘤或进行过恶性肿瘤根治性手术等，可提前进行筛查，将年龄提前到40岁左右。

斩草除根

我上研究生时的球友Ａ小我许多岁，后来侨居国外。我们在读研的时候，他是卫生系的本科生，由于都酷爱打篮球，我们经常在球场上遇见。开始，只是一般的认识，到了假期，同学们都回家了，他没有回家，在宿舍坚守，自然和我这个篮球迷成了"长"在球场上的铁杆球友了。二十多年没见，突然接到他电话，听说这次是回国探亲，问我是否还坚持打球，打算带他儿子过来掺合掺合。我当即表示欢迎。想当年，他和我对篮球的热爱都是骨灰级。但是，我当年是学校代表队的主力首发，他只是卫生系的普通球员，技术上还是有一定差距的。

周末的晚上见到老同学，二十多年没有见，变化肯定有，虽然略发福，但还是一眼能够认出他来，因为整个的体形没有变。彼此寒暄入席，互相恭维"没有变"之类的客套话，自己都觉得特假！却也未能免俗。A介绍他儿子，篮球迷，纤细高挑，比他父亲高很多。同学得意地和我介绍他儿子，说是在初中就是校队的，美国教练，接受体质训练，每天吃牛排的！此时孩子看到球场已经开始兴奋了！拿到球现场玩了几个小花样秀一下，我"假惺惺"地赞叹了一番。

老同学先把儿子拉到一旁，让他孩子防我，就像当年比赛，那时候他是队长。"算你狠"，二十年了，报复心没有变啊！小儿子特认真，跟我干上了。真的不爽，他那么弱小，我又不能欺负人家，又不能撞他，到时候说让一个"大爷"撞伤了，我的名誉会在海外受到影响的。他年轻，特吃幌，一个假动作他飞起来了耶！

一场球打了半场，孩子不上了，因为他太瘦弱，体力有点不支。休息时，老同学和我唠家常，他们在澳洲每周都打球，他的专业做得很好，在分子生物学方面成绩卓著，专业水平突飞猛进，主要研究大肠癌的癌前病变——这正是我的专业啊。我和他说，我是研究大肠癌的！他很吃惊，之前不知道我的研究和他的研究有交集。这次回国以后，他可能会被北大聘为客座教授。对于他的进步我真的非常有体会，虽然他的篮球球技基本上是当年的水平，甚至还要减少 10%，但作为客座教授，我希望和他合作。

老同学特意带瓶澳洲红酒，告诉我"这酒不贵，但是真的"。老同学没有变，率直，真诚，但提起这瓶酒，他说这话让我有点怪怪的感觉。"到澳洲一定要找我，我一定带你去好好吃一顿。"

我的同学在国外是专门研究癌前病变的，特别是关于大肠癌的癌前病变。这引发了我的兴趣。我们可以做一些合作。我们知道，大约 70% ~ 80% 的结直肠癌的发生是按照从肠息肉到腺瘤再到癌变这个顺序发展过来的，大肠息肉与大肠腺瘤就属于大肠癌的癌前病变。正常的大肠内部，可能会有一些小的隆起，这些隆起的部分，通常我们称之为"息肉"，事实上许多正常人做了肠镜都会发现一些这样的隆起。这些小的隆起或者说息肉的生长是非常缓慢的。而且一般小的息肉没有任何临床症状，不会引起人们的不适感。而恰恰是在这些小的息肉当中，有那么一部分，如果我们做了病理性的切除，在纤维镜下观看的话，实际上应该叫做"腺瘤"。这种腺瘤如果没有及时切除，天长日久，在各种因素的影响下，可能会演变成腺癌。尽管每个腺瘤都具有癌变的能力，但只有少数腺瘤会最终发展为癌。就腺瘤的大小而言，小于 1cm 的腺瘤癌变的概率只有 1%,；腺瘤直径处于 1 ~ 2cm 之间的话，癌变的概率是 10%；但是如果腺瘤直径大于 2cm，发生癌变的概率则达 50%[1]。在这些息肉、腺瘤中，有一种特殊类型的疾病，叫做家族性腺瘤性息肉病（FAP）。经典的家族性腺瘤性息肉病是以遍布整个结直肠、数目 >100 个的腺瘤性息肉和微腺瘤为临床表现的常染色体显性遗传综合征。患者一般从十几岁时就开始出现腺瘤，如不治疗，约到 50 岁时 100% 会转变为大肠癌。

1721 年，门泽尔（Menzel）在一名死于痢疾的 15 岁男孩的尸体上观察并记录了一段长 18cm 的结肠，他发现这短短 18cm 的结肠上生长了 15 个息肉。1847 年，科维萨尔（Corvisart）在一名 22 岁男性的尸检标本中发现升结肠有 20 多个息肉。有趣的是，一位同事想知道这些息肉恶变的可能性，但科维萨尔告诉他，在这些息肉中没有发现癌变的痕迹。1881 年，斯克利法索夫斯基（Sklifasowski）于俄罗斯发表了第一例经组织学证实的腺瘤性息肉病。这是一位 51 岁的商人，有 7 年的血性腹泻和腹痛病史。医生通过给病人做肛门直肠检查发现该患者肠道内有多处息肉，将这些息肉切除后经组织学检查显示为多发性腺瘤。次年，克里普斯（Cripps）报道了一对兄妹，一个 19 岁，一个 17 岁，两个人直肠都有 20 ~ 30 个腺瘤，这让克里普斯意识到这种多发性腺瘤可能具有遗传倾向。直到 1927 年，科卡恩（Cockayne）指出这种腺瘤性息肉病是一种遗传性疾病，医生便建议家庭中有人得过这种病时，他们的后代要及时做肠镜检查。

既然家族性腺瘤性息肉病是一种遗传病，那自然与基因的异常有关。1952 年，杜克（Dukes）医生在他的文章里描述了这样一段对话[2]：

一名年轻的外科医生说："威廉神父，你已经老了，你的大肠没有息肉。然而，众所周知，你的大多数兄弟姐妹都去世了，这是一个非常糟糕的家谱。"威廉神父咧嘴笑着回答说："在我年轻的时候，我被告知一种基因发生了突变，所有携带这种显性基因的人发生息肉和癌症都是命中注定的。我向一位外科朋友寻求建议，她叹了口气说：如果我想避免过早死亡，唯一办法就是切除我的肠子。这似乎相当倒霉，因为我当时只有19岁，所以我去咨询了一个江湖医生，他快速识别出了我的显性基因，并迅速将其突变矫正回来。"

当然，这只是一个美好的设想，即便是在能够实现基因编辑技术的今天也无法做到像对话里描述的那样，将人体中突变的基因矫正并使其恢复正常。但是，对于家族性腺瘤性息肉病相关基因的探索却是科学家一直在做的事。1991年格罗登（Groden）等人发现人类第5号染色体上有个名为APC的基因，这个基因是一种抑癌基因。我们知道肿瘤是人体局部组织细胞在基因水平上失去对其生长的正常调控，导致细胞异常增殖形成的新生物，而抑癌基因在正常情况下便发挥着抑制细胞异常增殖的作用，当抑癌基因发生突变失去其原有的抑癌功能时，人体便可能逐渐形成肿瘤。家族性腺瘤性息肉病就是与抑癌基因APC突变有关。

1975年，布西（Bussey）发表了一个大型家族性腺瘤性息肉病的家族，总结了未经处理的家族性腺瘤性息肉病的自然过程：25 岁出现息肉，33 岁出现症状，39 岁诊断为结肠癌，42 岁死于肠癌。治疗家族性腺瘤性息肉病最彻底的方法是全结直肠切除，但是这样一来需要进行永久小肠造瘘，对患者生活质量影响较大，加上盆腔内手术易损伤神经而影响患者的性功能和生育功能，对年轻患者影响更大。因此，对于年轻的病人，通常采用全结肠切除联合回肠直肠吻合术，手术损伤小，并发症低，但是保留的直肠仍有癌变的风险，因此需要定期随访。

大肠癌的癌前病变具体包括结直肠腺瘤、腺瘤病（息肉病伴异型增生）、无蒂锯齿状病变、传统锯齿状腺瘤以及炎症性肠病（溃疡型结肠炎、克罗恩病）相关异型增生等。我国绝大部分大肠癌是在癌前病变的基础上发生，且大部分大肠癌的癌前病变进展缓慢，长达数年至数十年，通过肠镜等有效的筛查手段，这些癌前病变相对易于识别，及时发现并治疗癌前病变能够有效预防大肠癌的发生[3]。因此，对于普通人来说，45 岁以后如果有机会做了结肠镜检查，而且没有什么异常，我们通常不建议经常做肠镜。再次做结肠镜的时间可以延长至五年以后。

参考文献

1. RISIO M. The natural history of adenomas[J]. Best practice & research Clinical gastroenterology, 2010, 24:

271-280.

2. BÜLOW S, BERK T, NEALE K. The history of familial adenomatous polyposis[J]. Familial cancer, 2006, 5: 213-220.

3. 国家消化系统疾病临床医学研究中心，中华医学会消化内镜学分会，中国抗癌协会肿瘤内镜专业委员会，等. 中国结直肠癌癌前病变和癌前状态处理策略专家共识 [J]. 中华消化内镜杂志，2022, 39:18.

一句话口袋书

大肠癌的癌前病变包括克罗恩病，溃疡性结肠炎，肠腺瘤性息肉等。

3.

"饿死肿瘤"

在国家机关工作的L是我的好朋友。他给我打电话，希望能安排他父亲住院。"你父亲术后不是挺好的吗？我记得去年来复查都挺好的。今年已经三年了吧，怎么了？肿瘤复发了吗？"我问。

"别提了。我父亲是您三年前给做的手术，一直挺好的，后来每年复查也没事。我去年去国外工作一年，我父亲不知是听谁说的，'辟谷'可以帮助他恢复，就去了一家机构，也不是医院，到那儿，一住就是半个月，然后我妹妹就接到那个机构的电话，说老人家状态不好，你们赶紧接回家吧。我当时不在国内，我妹妹去接的，一看，我爸完全不对劲了，瘦得皮包骨头。我妹妹赶紧给我打电话，我一听不行啊，我就回来了。昨天我去看了我爸，我简直不认识他了。全身衰竭了啊！顾大夫，您看看，尽快给我爸收住院吧。"L说到这儿，非常愤怒。

"我走的时候，和他说了，不要听网上或者别人忽悠，好好锻炼身体，哪儿也不要去。我爸表面上听我说的，主要是怕我妈告诉我。这下我出国了，他就放开了。"

"为什么好好的要去辟谷呢？"我问。

"嗨，我也不知道他听谁说的，说'辟谷可以饿死肿瘤，特别是他们这些老人，得了肿瘤以后，光化疗放疗不行，而肿瘤科的医生老让病人加强营养，营养好了，肿瘤就有营养了，肿瘤就会疯长！'就是听了这些谬论，我妈和我妹妹反对都没有用。坚持要自己去辟谷，我妈岁数也大了，管不了我爸，才有了刚说的那一出。"L真的没有办法了，专程从国外赶回来，把他爸爸送到我们医院。

见到老人家，发现和上次来看我时简直判若两人！极度消瘦，而且有明显脱水。由于一直没有进食，水电解质严重紊乱，表现为极度低钾、低蛋白，还有发热。由于"辟谷"，老人的免疫力受到了极大的打击。需要立刻纠正！

老人见到我，非常不好意思，已经处于极度衰弱的他，只说了一声"顾大夫，对不起！"老先生是国家老干部，高级知识分子，我真的不理解他怎么会被人忽悠参加这种显然不适合他的活动呢？L

感到非常愤怒，要和这个机构打官司。但是，我们目前的主要问题是如何让老人家恢复正常。由于高龄，老先生本身免疫力就低下，突然的不能进食，人为造成了患者极度营养不良和水电解质紊乱，导致免疫力进一步下降，加速了肿瘤复发，加之后来的肺部感染，老人不久就离世了。

老人家的案例让我们深思。在网络极度发达的今天，各种信息真假难辨，肿瘤防治的相关知识真的需要普及。好多病人和家属回来复查时总问我，"肿瘤病人如果营养好了，营养就全都到肿瘤部分去了，那肿瘤就会长得更快吗？顾医生，您说这种观点对吗？"

我问："你觉得对吗？"

"我觉得说的挺有道理的啊！"他们往往回答。

事实上，我们的肿瘤医生，特别是肿瘤外科医生，经常鼓励病人术前要有好的营养状态，要注意营养，补充蛋白质！为什么呢？因为我们外科手术往往要切除一些罹患肿瘤的器官和组织，例如肠道癌，我们要切除一段肠管，然后要把肠管再缝合在一起，组织对合好了，愈合主要靠我们身体里的蛋白质！有人说，那我们补充的蛋白质是不是也送到肿瘤里面了？那好，我给您讲讲肿瘤在体内是怎么"吃饭"的。

通常我们说的肿瘤，就是"癌"，例如大肠癌，都是实体瘤。

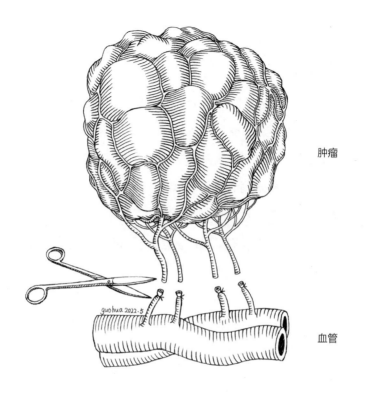

肿瘤

血管

肿瘤的营养供应示意图

通常我们描述肿瘤的生长离不开供应营养的血管，我们也称之为滋养血管。这个细小的血管为肿瘤的生长提供所需的营养物质。这个血管是始终存在的，不受我们人体进食与不进食的影响。我们要饿死肿瘤的话就要去除供应营养的血管。而不是我们人体自己不吃饭。

就是一个"球球"，这个球球来自肠道的黏膜。一开始，这个球球比较小，像一个隆起的小包包，随着时间的推移，它逐渐长大。

这个小包包要长大，就得有营养供应啊，谁给这个肿瘤提供营养通常在肉眼是看不到的。我们通过显微镜观看就发现，肿瘤这个小球球往往会有一个提供营养的管道，这个管道就是肿瘤的"滋养血管"，有了这个滋养血管，我们血液中的营养物质可以通过血液循环经过滋养血管输送到肿瘤。您会问：这个肿瘤不能"只吃不排啊"？当然，因为肿瘤的球球还有一根排出管，叫"流出静脉"，把肿瘤吃剩的废物通过这根静脉排出去。您想过没有，我们人体有多奇妙？那个小小的肿瘤，就是通过这根动脉和静脉获得营养的。这跟我们平时进食吃饭没有任何关系！就是说，我们吃饭或者不吃饭，肿瘤的动脉只要存在，就有"好吃的"送过去。只要有血液循环，肿瘤就有营养供应。和我们辟谷不辟谷没有关系。你就是完全不吃饭，肿瘤那个小球球仍然有吃的，因为那根滋养血管在！所以，别傻了！你以为你啥都不吃就能"饿死肿瘤"吗？你不吃饭，身体没有抵抗力，免疫力下降，肿瘤会长得更快！

一句话口袋书

肿瘤的营养靠滋养血管。和你吃饭不吃饭没关系！你再饥饿，也饿不死肿瘤！

第五章

江湖四剑客

1.

刀客传奇

2014 年 12 月，初冬的巴黎，细雨蒙蒙，早上更是寒气逼人。受法国国家外科科学院主席、国际著名肝胆外科专家丹尼尔·杰克（Daniel Jaeck）教授的邀请，我有机会造访心目中的外科学圣殿——法国国家外科科学院（Academie National de Chirurgie，ANC）。经过十一个小时的飞行，我顺利地到达了巴黎，这个我曾经熟悉又陌生的城市。在我的脑海中，这个神圣的殿堂一定是富丽堂皇，充满着历史感和二十一世纪浪漫的高档建筑。许多外科领域的世界大师就是从这里走出去的，况且，它还坐落于浪漫之都巴黎，它一定是一所神殿。

早上 9 点，见到了杰克教授，我们步行到 ANC。ANC 位于巴黎古城的医学院路上，古老的街道，四周是优雅的建筑，地面是石头铺成的，汽车走在上面会发出"咕噜"的声响，据说这条路已经有儿百年的历史了。最初路铺好是走硬轮马车的。每一块铺装在路面的石头是一个方柱形，并不是石头子或石片仅仅覆盖在路基的表面。这样的路面非常结实、耐用，经过年代的风风雨雨，路面石头的表层已经被打磨得光滑圆润，周围的泥土沉降得更快些，让路面的石头裸露出来。每当夕阳西下，落日的余晖照在光亮的地面，把金色的阳光折射到四边的建筑物上，形成一道美丽的风景。细雨中，走在这个街道上，踏着飘落一地橘黄色的树叶，好像听到了每一所古老建筑的诉说。看看周围，都是穿白大衣的学生，匆匆忙忙，两百多年来，这里一直是法国医学的重要发源地之一，每一栋建筑都是法国现代医学的见证，让我产生了一种由衷的崇敬感。

我们步行了三分钟，就到达了ANC总部。"就是这儿。"我在这些古老的建筑中的一个拐角处，看到了一块牌子，上面写着"法国外科学会"。就是这？我有点吃惊。"就是这，我们的经费不多，在这里已经有许多年了。只有一个专职秘书，主席是每年换的。"眼前的国家外科科学院和我脑海中的那座圣殿差距巨大，但是很快，我亲身体会了这其中浓浓的学术氛围和厚重的历史沉淀。我走进了这座建筑，一进门，就看到了一个小会议室，是一个半圆的厅。桌椅都是木制的，一看就是老家具。会议室四周都是书架，里面是非常老的古书籍，还有很多塑像。我彻底震惊了，这就是传说中的法国国家外科科学院？透过头顶的天井，二层是办公室，这和我想象中的神殿简直是天壤之别。法国外科学的发展应该追溯到1731年，路易十五时期，前身是法国皇家外科学会。三个世纪过去了，几经周折的法国外科学会，在巴黎市政府和巴黎六大的支持下于1993年12月9日重新搬回了它的原址。原址保持了古老的建筑风格，据说书架里的每一部图书都记载着法国外科学的发展历史，每一座雕像都展示着一代又一代外科大师们的风采。科学的印记，历史的封尘，这里一切看上去那么平凡，每一个物件都承载着柳叶刀的记忆。杰克教授说，法国国家外科科学院有三位诺贝尔奖获得者。这里没有豪华的奖牌和奖杯，没有炫目的照片和展示，但是扑面而来的是那种厚重的学术氛围，就像院中那棵古老的梧桐树，见证着这个伟大民族中走出的一代又一代的外科大师，书写着他们救死扶伤的辉煌历史。此次法国之行，是我外科职业的高光时刻——我将在法国国家外科科学院大厅里接受法国国家外科科学院外籍院士的殊荣。作为一个外科医生，我的内心非常激动，我也非常自豪。我是第二个被授予此殊荣的中国人。这是对我外科职业生涯的一种肯定，这也是我们中国外科医生的骄傲。只是，我此时非常思念我的父母，特别是我作为外科医生的父亲。

为什么我选择了外科？因为我是外科医生的儿子。父亲一生致力于泌尿外科，他也希望我能成为一名外科医生。在我选择专业的时候，我都没有犹豫就选择了外科。

对于肿瘤的治疗，一直以来人们认为需要三个"法宝"，就是外科、化疗、放疗三个治疗手段。外科当仁不让。如果得了肿瘤，我们老百姓想的最多的是如何治疗。最好先切了吧！眼不见，心不烦！的确，对于肿瘤的治疗，特别是实体肿瘤的治疗，外科手术发挥着重要的作用。

1809 年以前，已经有许多医生尝试过手术治疗肿瘤，但是受麻醉、消毒等技术的限制，手术治疗肿瘤局限于体表的一些肿瘤比如乳腺癌，绝大部分医生都认为腹部手术将不可避免地导致腹膜炎以及死亡。直到 1809 年圣诞节，伊弗雷姆·麦克道尔医生（Ephraim McDowell，1771—1830）在他家中对一位病人进行了巨大卵巢肿瘤切除术。当时并没有细菌感染的概念，也没有抗生素，但是历史记录中不乏对麦克道尔医生"干净整洁"或"一丝不苟"的描述，因此，相比于当时的医院，病人在麦克道尔医生家中做手术是幸运的。在手术短短的 25 分钟时间里，麦克道尔医生切除了重达 22 磅的卵巢肿瘤，用温水沐浴肠道，并且用含有黏合剂的缝合线缝合皮肤。手术结束后，该患者存活了 33 年。麦克道尔医生和他的病人都表现出了极大的勇气去尝试这个在当时认为注定会导致死亡的手术，也正如他在 1819 年报道 2 例额外的卵巢切除术时说的那样，他对于这项手术的热忱是那些机械的外科医生永远无法理解的。

从最早有历史记载到 19 世纪末，外科手术总是令人恐惧的，常常是致命的，伴有大出血和感染。在 14 世纪，大多数外科手术是由仅仅接受初等教育的理发师和一些"江湖游医"来完成的。他们游走在各地，为老人理发，兼职做一些脓肿切开、骨折的简单固定、包扎简单的伤口、拔牙等操作，偶尔也会切除手指、截肢或做乳房的"手术"。直到 15 世纪，当时的医生开始对外科手术发生兴趣。历史上外科学的飞速发展得益于：首先是人体解剖学的诞生（16 世纪），然后是外科手术的出血控制（16 世纪），直到麻醉的诞生（19 世纪）和感染控制技术（19 世纪）。

● 16 世纪，解剖学家安德里亚斯·维萨里（Andreas Vesalius, 1514—1564）完成了世界上第一部完整的人体解剖学著作《人体结构学》（*De Humani Corporis Fabrica Libri Septem*），这是人类

第一部关于人体的解剖学巨著，而以往的解剖学大都是基于动物的解剖推理的。

● 外科学的第二个重要进步是手术的止血：此前手术的止血方法是用加热的油浇在手术的伤口上止血。16世纪法国外科军医安布鲁瓦兹·帕雷（Ambroise Paré，1510—1590）发现：血管结扎比大块组织结扎更容易止血。

● 1846年美国莫顿（Morton）医生首先采用了乙醚作为全身麻醉剂，自此，乙醚麻醉就被普遍地应用于外科手术。

● 英国外科医生约瑟夫·李斯特（Joseph Lister，1827—1912）把抗菌技术引入伤口处理和手术操作过程中。

由于这四个重要的发现，奠定了现代外科学发展的基础。进入20世纪以后，外科学的发展更加突飞猛进，而与此同时，威廉·伦琴（Wilhelm Roentgen）发现了X射线。1901年，奥地利内科医生卡尔·兰德斯坦纳（Karl Landsteiner，1868—1943）发现了主要的人类血型，输血从此成为一种风险较低的做法。大量的新的外科手术领域被逐步开发，为人类通过外科技术解决疾病的途径变得可行，并一直延续到今天。

外科被定义为"通过侵入人体的方法来治疗疾病的职业"，

200多年来，外科学一直是医学领域的重要组成部分。萨耶克（Sayek）认为：外科与所有医学范畴相似，由两部分组成，一部分是"科学"，一部分是"艺术"。其中"艺术"部分包括临床实践、外科技能、技术和人文；"科学"部分则包括知识和信息，批判性思维和推理，以及分析技能。现代外科学应该包括几个方面：外科学的理论体系、外科学的技术体系、外科学的非技术体系（人文体系）、外科安全保障体系和外科医生的培养体系。

从传统的外科医生的培养模式来看，我们的外科技术大都是我们的前辈、老师们在手术室中手把手教授的，这其中包括了无菌概念和体现无菌概念的基本操作技术。这些纯粹的"动手操作"的技术训练，无论是医学生阶段还是毕业后的外科医生培训都是必不可少的。住院医师培训阶段还包括外科设备（器械）的使用技术，如超声刀、氩氦刀、吻合器以及相关电子设备的使用。随着科学技术的进步，传统的"切开、止血、结扎、缝合"等基本操作技术，正在被微创技术的操作所替代。在达芬奇机器人技术、3D可视技术、人工智能AI的影响下，外科的技术操作正在从传统的开放手术向微创手术演变。甚至有人提出了"外科学3.0时代"的概念。传统开放手术的技术训练，部分被现代机器人技术、微创技术、仿真外科技术等替代，外科医生如何掌握最新的手术操作技术，适应21世纪现代外科的发展，是我们每一个外科医生必须面临的实际问题。

外科技术的训练是一个漫长的过程，有文章指出，培训一名外科医生需要 2 万个小时。一个医学生最开始接触外科技术训练是在医学院的实习课。而在住院医师阶段的外科技术训练往往多来源于他们在临床实践中的有限的、但却是极为珍贵的在手术室内的操作机会。就外科训练方法来看，大致分为几个阶段：

动物外科阶段：国内的外科技术训练，通常让我们的医师在动物身上完成"肠切除""肠吻合"等基本技能的训练。

在手术室内的传统师徒模式：临床跟随上级医师在手术室中开始我们的外科技术训练。从最基本的缝合和打结操作，一步一步逐渐熟练。但是，由于传统的开放手术越来越少，取而代之的微创手术需要较长时间的技术训练方可进入实际操作阶段，于是在临床上没有足够的开放手术提供给青年外科医生和实习医生实际操作的手术机会，更多的微创手术又不能交给初学者实际操作，因此，临床外科医生技能的培养面临新挑战。

基于仿真外科技术的训练：仿真手术训练给外科医生一个非常好的训练环境和手术技能的体验，而且这种手术训练的方法，能够避免传统手术室训练带来的医疗风险，培训的费用也大大降低。更重要的是这种仿真手术保障了手术的安全，减少了在手术室操作带来的负面事件，并能够对受试者进行更加客观和标准化的技术考核。

近年来，人们开始对传统的外科医生"师带徒"的方式提出了挑战。2015 年，加拿大多伦多圣迈克尔斯医院（St. Michaels Hospital）报道了手术室内综合外科医生培训法，使医生的手术技能得到有效提升。韩国报道他们发展和实施了一个为期一天的密集的外科技术培训课程：包括手术缝合技术和高级手术程序（即腹腔镜手术和机器人辅助手术）的实践培训课程不仅可以提高手术缝合技能，而且可以提高学生对外科手术的职业兴趣。

在一些高风险的职业中，除了纯粹的技术错误以外，这些从事高风险的人，他们的专业技能以外的非技术技能对他们的职业安全也是很重要的。大量研究表明，提高职业的安全性不仅仅要让个人提高知识或技能，还涉及解决可能导致错误的人为因素和非技术技能的不良表现。20世纪70年代，美国国家航空航天局（NASA）调查了解空难的非技术技能，设计了一些项目，通过以心理为基础的教育来改变人们的行为，这种培训着重于强调从错误中学习以防止重复错误发生的重要性。对手术室行为的研究表明，非技术性技能如团队合作、领导能力、沟通能力、情况感知能力和决策能力等方面的缺陷并不少见，并可能导致错误和更高的补偿支出。我们注意到，在我国的外科医生培养体系中，和欧美外科医生培养最大的差别在于他们培养外科医生的体系课程和训练中除了技术层面的内容以外，就是"非技术技能"（non-technical skills, NTS）培训体系。从NTS内容方面看，主要是除了外科纯技术操作以外的人文方面的素质培养。其中包括了四个方面：

第一方面是情景意识（situation awareness），即外科医生收集信息，分析信息，计划和预测未来的能力。

第二方面是外科决策（decision-making）：外科决策在手术

室工作中的意义非常重大，外科医生会面对各种难以预料的紧急的术中意外，这些意外状况往往没有足够的时间思考，如何理性冷静地做出抉择是考验每一个外科医生临床能力的重要方面。

第三方面是沟通和团队合作能力（communication and teamwork）：外科手术是一个团队在工作，如何协调好各个岗位的分工合作、密切配合，共同处理好可能发生的任何问题也是外科医生的基本素质的体现。

最后是外科医生的领导力（leadership）：在纷繁的临床事务中，包括在手术室紧张的手术过程中，外科医生无疑是这个团队的主心骨，是这个团队的领导者，他的决策能力、临阵指挥能力、把握全局的能力，对成功的外科手术和外科团队的临床工作起着决定性的作用。由此可见，外科医生的领导力训练必不可少。

在临床实践中发现，许多医疗纠纷的直接原因并不都是技术上的失误，事实上，这些临床上的错误是可以避免的。分析表明，一些临床事故的原因可能是"非技术技能"，如沟通不良、决策失误、团队合作不佳等原因造成的。因此，近些年来，在欧美的外科医生培养中，非常重视 NTS 的训练和培养，同时也增加了这些方面的考核。但是，应该指出，这些课程的设置还是比较分散，并没有形成规范统一的课程体系。一系列的临床实践告诉我们，外科 NTS 可以通过量化的考核得以被相对客观的评估，这些都是我们外科医生培养体系需要借鉴的。

职业精神（professionalism）在我们的外科医生培养过程中并

没有引起人们足够的重视。Professionalism 这个词在 1997 年版的牛津英汉字典中有这样的描述：专业主义，职业特性、作风、精神。英国牛津大学外科医师皮特（Peter McCulloch）指出，21 世纪的外科职业精神包括五个方面：培训（training）、专业化（specialisation）、知识管理（knowledge management）、手术室分工协作（theatre teamwork）以及质量控制（quality improvement）。由此可见，职业精神的主要内容和 NTS（非技术技能）有相近之处。

美国外科学院（American College of Surgery）继续教育教材对职业精神的定义：坚持承担专业责任，坚守道德原则；用尊重、同情和诚实的态度对待病人和社会的需求，把病人的利益放在第一位；对病人和社会的高度的责任感；推动科学的发展；恪守与医疗护理相关的伦理原则，保护病人的知情权、隐私权等，对病人的文化、年龄和存在的功能障碍做出适当的积极的反应。

2001 年美国内科学基金、美国医师学院基金和欧洲内科医学联盟共同发起和倡议，发布"医师宣言"。到目前为止，包括美国、英国、法国、德国、加拿大等国在内，已有 36 个国家和地区的 120 个国际医学组织认可和签署该宣言，并被翻译成 10 余种语言，在 30 家医学杂志发表。中国医师协会于 2005 年 5 月 22 日加入了推行"新世纪医师职业精神——医师宣言"活动，并向全国医师发出了"学习新世纪医师宣言"的倡议。《医师宣言》所倡导的三项基本原则和十条职业责任成为我们每个外科医生坚持道德上的正确主张的重要方面。其根本的原则是以患者的利益至上，努力在临床实践中遵循以病人为中心的原则。

伦理学的本质是关于道德问题的科学，要解决的基本问题是道德和利益的关系问题。外科伦理学包括：有效地满足病人的需求；披露治疗方案可能发生的风险和益处；揭示并解决可能影响护理决策的任何利益冲突；对患者保持敏感和尊重，了解患者在围手术期的脆弱性；充分披露不良事件和医疗错误；了解病人的心理、社会、文化和精神需求；外科护理中包含绝症患者的特殊需求。

在我们的外科实践中，往往会遇到许多伦理学的问题：我们开展新的手术、开展临床研究、在各种学术活动中的利益冲突等，都涉及到外科伦理学的问题。在这些新技术、新方法、临床新的药物等应用方面，首先要考虑的是这些项目是否会损害病人的利益。概括起来外科伦理学规则就是病人利益至上，所有的外科活动，包括临床诊断、治疗、科学研究都应该以对病人有益，且无害为基本准则。我们在实践中感到，对外科伦理学的"病人至上"的理解和贯彻并不均衡，青年外科医生培养过程中，也缺少这方面的训练和指导。我们相信，在一系列人文训练课程之后，青年外科医生对外科医生的价值观、外科学的终极目标会有更加深刻的了解和认识。

外科医生严格的培训体系始于欧洲。在19世纪后叶的美国，由于没有正规的外科训练项目，大多数外科医生都是自学成才的。美国外科先驱威廉·霍尔斯特德（William Halsted，1852—1922）根据他在欧洲观察到的情况，为外科医生设计了一个培训项目。这最终演变成了我们今天所知道的美国外科住院医师培训项目。人们不会忘记霍尔斯特德在 1904 年 2 月耶鲁大学的一次著名的演讲——《外科医生的培训》："我们需要一个系统，我们必须有这个系统，这不仅会培养出外科医生，而且是最高品质的外科医生，它将激励着我国的青年研究外科并投入他们的精力和生活去提高外科学科的品质。"霍尔斯特德无疑是这个国家第一个推广这一概念的外科医生。正是由于 100 多年前有远见的外科学家霍尔斯特德为美国外科医生培养制定了严格的顶层设计，使得美国始终在外科学领域走在世界前列。外科职业精神的最好体现就是有精湛的外科技艺，而这又源自最优化的培训体系。

专业化问题也是我们日益关注的问题，随着科学技术的进步，外科学的亚专业划分越来越细，外科医生们越来越倾向于成为只从事一个或一种病种的"专家"，使原来"普通外科"的专业划分派生出许多更加细致的亚专科，导致了一些外科医生成为仅仅能够做"某几种"手术的医生。当然专业化也同时可使一些外科医生在某一个领域"精益求精"，做出卓越的成绩。我国的外科医生培训体系大都是在医学院校的最后两年开始的。其中，北京大学医学部的 8 年制医生培训过程，包括了动物外科学、临床见习轮转和最终的生产实习。普遍存在的外科医生培养模式是我国推行的"住院医师规范化培训制度"，其中包括了三年住院医师的轮转。而现阶段，覆盖所有外科领域的"专科医师培训"体系尚未形成，包括"非技术技能"在内的人文方面的课程如何有效实施和评价，是摆在我国外科医生培养体系面前的重要课题。

外科手术的安全至关重要。有资料显示，全世界每年有 2.34 亿台外科手术。工业化国家的研究表明，围手术期住院手术的病死率为 0.4% ~ 0.8%，主要并发症的病死率为 3% ~ 17%。外科手术的安全一直以来都是卫生行政主管部门关注的重要内容。世界卫生组织（WHO）2008 年公布了外科手术安全的指导方针：世界卫生组织 19 项手术安全量表（the 19-item WHO safe-surgery checklist）确定了多种建议做法，以确保外科患者的安全。该量表发布后，一系列应用这个量表开展的临床研究工作陆续发表。多数研究表明，这个量表的出台，到临床应用，可以减少外科并发症的发生，减少病人的住院时间，降低病人的手术死亡率。国内还缺乏类似的外科手术安全评估的量表，各个医疗机构对外科手术的评估也缺乏统一的管理模式。WHO 手术安全量表是否可以作为我国医疗机构评估手术安全、减少手术并发症的重要依据有待于进一步的研究和探讨。

通过这个安全体系的建立，我们的外科手术可以变得更为安全，尽管我们国内的手术安全评估也有相应的评估流程，但是，与全世界同步的符合国际通用评估标准的手术安全量表尚未在国内的医疗机构广泛应用。得到国家卫生行政主管部门的认可和推广国际化的手术安全量表是我们今后努力的方向。

纵观外科学的发展历史，其实就是科学技术的发展史，人类文明的进化史。外科学的发展离不开社会政治、经济、科技、文化的影响。200 多年来，外科学已经从"江湖游医""理发师"

们治疗简单疾病的"手艺活儿"，逐渐发展成为一个在临床医学中举足轻重的优势学科，一套完整的学科体系已经形成。站在历史的角度，正是由于伟大的外科先驱们的高瞻远瞩，在外科学发展的伊始便构建了外科学的科学内涵和价值体系，奠定了外科学今天的巨大成就。经过一个多世纪的积淀，"以病人为中心"的外科学核心价值体系已经形成，伴随科学技术高度智能化的外科学体系日臻完善，外科3.0时代已经到来。伴随着"传承、发展与创新"的时代脚步，21世纪的外科学正在人类健康领域发挥着不可替代的积极作用。对于我国的外科医生们，有必要了解外科学这个古老学科的过去、现在和未来，更重要的是了解外科医生"非技术技能"的训练、外科医生的科学精神和职业精神，成为跟上时代的真正的外科医生。

当前，对于大肠癌的治疗当中，外科手术仍然是治疗的主要手段。手术切除肿瘤加根治性淋巴结清扫，是许多局部进展期大肠癌的治疗策略。对于有远隔转移的大肠癌来说，多学科联合，化疗、放疗结合，给大肠癌的诊治带来了新的希望。

一句话口袋书

以手术为主的综合治疗仍然是大肠癌的主要治疗手段之一。

2.

隐形杀手

初中的时候，正值文革期间。中学同学虽然是全天上课，但好多时间父母都不在家，我们愿意怎么玩儿，找谁玩，完全没有家长干涉。因为他们都很忙，我们都是脖子上"挂钥匙"的孩子。一般我们每周的周三和周六下午是没课的，都要和同学们一起出去玩，有的时候去同学家玩儿。

这天，我们几个同学约好了要去文化宫踢球。我们下课前就约好了，到 Z 同学家集合。时间到了却发现人不够啊，我赶紧到家住 Z 家对面的 L 同学家去请 L 参加。

L 同学不太爱好运动，是个安静的男孩儿。我们听说他妈妈得了肿瘤，晚期，在家需要照顾。记得当时，他还托我问过妈妈一些医学上的问题。L 是家里的老大，父亲是军人，据说早在前些年就和他母亲离婚了。可怜的母亲带着三个孩子自己过。

妈妈生病，自然长兄如父，承担起家庭的重任。但毕竟还是孩子，还是希望和大家一起玩更开心。

"L，我们去踢球，你和我们一起吧！"我进了他家的门，就和他说。"不行啊，我要给我妈换药！"L说。我突然想起来，同学们说过，他妈妈罹患乳腺癌，经过"烤电"后，需要每天换药。"我帮你换！"我说道，因为他们都知道我的父母是医生！可是那个时候我对医学一点也不懂！只是觉得我比他们别的同学要强许多，至少，我听得多啊！

"那好吧，正好今天我妹不在，给我妈妈换药没帮手！"L同学说。我跟着他进了里屋。L妈妈半卧在床上，消瘦的脸没有血色，但那张脸是精致的，一双大眼睛，长长的睫毛。我们都知道，L的妈妈以前在部队文工团，也曾经是团里知名花旦，当时的台柱子。如今，饱受疾病折磨的她，完全失去了当年的风采。看到儿子同学进来，L妈妈有点不好意思。

"阿姨好！"我过去和她打招呼。

"你好小顾。"L妈妈认识我，"L，你妹妹呢，让顾同学去外面玩吧！"L妈妈不想让我看到她的创面伤口，还想让妹妹帮助L给自己换药。

"妈妈，小妹出去了，我们几个同学要出去踢球。我先给您换了药，我让小顾给我帮帮忙。没事的，您不是还找他妈妈给您看过病吗？"L妈妈开始生病的时候还找过我问过妈妈，这个病怎么治。

L妈妈无奈地摇摇头，也不坚持了。"我先给她把纱布换掉，你拿这个注射器，我给你抽好盐水，往伤口上轻轻地喷，我用棉球擦干表面的脏东西就行了！你可以吗？"L问我。"可以，没问题。"

L轻轻地打开母亲左胸部表面覆盖的纱布，我的眼前一阵发黑：这是一个巨大的伤口，整个像一个表面凹凸不平的烂馒头，上面破溃、污浊，好多地方在渗血。一股难闻的腐烂味扑鼻而来。我虽然在同学面前好像是半个医生，真的第一次见到这样的伤口，也是看得两腿发麻，头皮发紧！我想吐，但是忍住了。一下子，满脑子一片空白！

"嗨，该你了，喷啊！"L同学冲我喊。显然他已经适应了，一点也不害怕。我忽然醒过神来，手里的注射器对准他说的位置，使劲儿地推注射器。"轻点轻点！"他说。

我放慢了推注的速度，把创面上的脏东西清理掉。我们花了二十多分钟，终于完成了这个换药任务。

"我第一次见这么大的伤口！"我说。

"我妈乳腺癌诊断出来了，没有及时手术，因为她担心切除乳腺就没法上台演出了。一直拖着，后来想做手术，时间已经晚了，就做了放射治疗，谁知道肿瘤还是疯长。"L同学低头给我讲了妈妈的事。真的，小小年纪，父亲不在，母亲有病，一家重担全都压在我同学的肩上。

正是由于放疗，肿瘤得到了控制，但是副作用也一起来了，组织不能愈合。这么大的伤口，整个乳腺全都成了溃烂的菜花。周围的皮肤呈褐色，据说是放疗的副作用，病人苦不堪言，痛不欲生啊。我第一次见到这样的伤口，见识了放射线的厉害，体会了肿瘤的不可控性。

事实上，肿瘤的治疗中，放射治疗和外科手术、化疗是治疗肿瘤的三大法宝。许多头颈部肿瘤的治疗中，放射诊疗的作用不可替代。

我们谈到放射治疗，首先要感谢十九世纪末德国著名科学家伦琴，是他发现了射线，从而为恶性肿瘤的放射治疗奠定了科学基础。

1845年威廉·康拉德·伦琴（Wilhelm Conrad Roentgen，1845—1923）[1]出生于德国莱茵河畔的小镇伦内普。伦琴的父亲是个制造商，希望作为独生子的伦琴能够子承父业。伦琴并不是一个传统意义上的好学生，他不喜欢在学校上枯燥无味的课程，而是喜欢在田野和树林中漫步。然而，在一次无伤大雅的学生恶作剧之后，他被判有罪，由于他不愿泄露同谋者的姓名，他被学校开除了。父亲给他找了一所机械师学校，计划让他学习机械制造，今后可以接手自己的家族企业。伦琴不愿就此过上被安排好的人生，他试图通过考试获得进入大学所需的学分，可是，他的努力并没有成功。

父母的一位朋友告诉他苏黎世的一所学校可以接纳他这样的学生。于是，1865年春天，伦琴来到了苏黎世，也正是在这里，著名的理论物理学教授克劳修斯和实验物理学家昆特唤起了伦琴对物理科学的热爱，伦琴也迅速投身于物理学的学习和研究。

三十年过去了，1895年11月8日夜晚，威茨堡大学物理研究所的一间实验室中，伦琴小心翼翼地将门窗关好，确保没有光线能进入房间，在漆黑的房间里，伦琴将克鲁克斯管用能屏蔽所有可见光的黑色纸板包裹好，当他接通电流准备开始实验时，伦琴却发现旁边涂有荧光化学制剂的纸板上闪烁着微弱绿光，并且当电源断开时，绿光也随之消失，这一发现让伦琴顾不上本来要做的实验，因为他意识到，他可能发现了一种前所未知的射线。

发现这一现象后，伦琴废寝忘食，生怕自己忽略掉任何新想法。此后他夜以继日地工作，终于在1895年11月诞生了第一张X光片——伦琴妻子的手。伦琴也因发现X线而获得了1901年首届诺贝尔物理学奖，他将诺贝尔奖奖金捐给了威茨堡大学物理研究所，也没有申请X线的相关专利，这也使得X线的应用得到迅速发展。

伦琴的发现受到了科学家的狂热追捧。X线在医学影像学中的作用不言而喻，与此同时，研究人员还发现了X线的另一用途。

1896年，德鲁里（Drury）等[2]发现患者接受X线照射的部位出现了刺激性湿疹，表皮脱落的同时伴有大量脓性分泌物，并且仅局限于照射部位。既然正常的细胞受到X线照射后会死亡，那么是不是可以用X线来照射肿瘤细胞呢？于是，同年，X线被用于治疗晚期乳腺癌患者[3]。

除X线外，一些天然放射性元素也被用于放射治疗。玛丽·斯克沃多夫斯卡·居里（Marie Sklodowska-Curie，1867—1934）[4,5]出生于波兰，因战争而家境贫寒。作为一名女性，居里夫人在当时被俄罗斯占领的波兰是不被允许上大学的。在姐姐的帮助下，居里夫人背井离乡到法国巴黎大学学习物理。靠做家教的钱并不够支持居里夫人的学习和生活，就是在这样吃了上顿没下顿的条件下，居里夫人靠着她的才华和努力完成了学业，并被推荐至皮埃尔·居里（Pierre Curie，1859—1906）的实验室进行研究，相同的兴趣爱好以及追求让他们走到了一起。此后，两人一起工作和研究。其中，在一项以沥青铀矿石为主的放射性物质的研究中，居里夫妇发现这种矿石的总放射性比其所含有的铀放射性更强，于是，居里夫妇大胆推测该矿石中还含有至少一种未发现过的具有放射性的物质。起初，其他科学家并不相信居里夫妇的推测，除非他们能提炼这种物质。然而，这种物质含量很少，原材料沥青铀矿的价格昂贵，居里夫妇无法承担提取的成本。所幸奥地利政府听闻此事后赠送给他们一吨已提取过铀的沥青铀矿残渣。三年后，居里夫妇成功地提取 0.1 克镭盐，居里夫人也因此获得 1911 年诺贝尔化学奖。居里夫妇放弃了镭的专利，因为他们认为"镭是一种元素，它是属于全世界的"。

此后，镭被用于恶性肿瘤的放射治疗。受装置的限制，首先使用镭治疗的癌症是容易接触到的体表和体腔肿瘤，比如皮肤癌、宫颈癌以及直肠癌等。1913 年平奇医生[6] 使用镭治疗直肠癌，患者连续 5 天使用了 6 小时镭后，指检发现直肠部位的肿瘤完全消失了。

对于直肠癌的治疗，放射治疗是重要的方法之一。具体方法后面我们还要介绍。

参考文献

1. GLASSER O. W. C. Roentgen and the discovery of the Roentgen rays[J]. AJR American journal of roentgenology, 1995, 165: 1033-1040.

2. DRURY HC. Dermatitis Caused by Roentgen X Rays[J]. British medical journal, 1896, 2: 1377-1378.

3. 李晔雄，汪华. 肿瘤放射治疗的历史与发展 [J]. 中国肿瘤, 2008, 17: 775-779.

4. GASINSKA A. The contribution of women to radiobiology: Marie Curie and beyond[J]. Reports of practical oncology and radiotherapy: journal of Greatpoland Cancer Center in Poznan and Polish Society of Radiation Oncology, 2016, 21: 250-258.

5. TROMBETTA M. Madame Maria Sklodowska-Curie – brilliant scientist, humanitarian, humble hero: Poland's gift to the World[J]. Journal of contemporary brachytherapy, 2014, 6: 297-299.

6. SYMONDS CJ. Cancer of Rectum; Excision after application of Radium[J]. Proceedings of the Royal Society of Medicine, 1914, 7: 152.

一句话口袋书

在直肠癌的治疗中，放射治疗是重要的治疗手段。主要适用于直肠癌的术前治疗。

3.

化学武器

2017 年，亚太结直肠癌诊治学术会议在韩国首尔召开。我有个发言，要去参加。欢迎晚宴上，遇见一位中国香港的教授迈克尔（Michael），让我吃惊不小。他人真的很精神，有活力，但是一开始我没有认出他来，因为他穿了牛仔裤、西服，没有领带，满脸没有修饰，面色古铜。他说着一口普通话，让我更加惊讶。他没认出我，确切地说是根本不认识我。我说："您不记得我了，十八年前我们去香港听您的课……"他笑了，说好像是有印象，我知道的，那是客气，他根本就不记得我。

记得二十多年前，我们去香港开会，像个小学生。第一次去香港，那时候香港还没有回归，我们到了香港最著名的医院。迈克尔总是衣冠楚楚，走起路来气宇轩昂，只讲英语，正宗的伦敦音，特流利。开会时总是正襟危坐，我印象中他更多的是和外国人打招呼，什么新加坡的、美国的、英国的。中国内地有些医生和他熟悉，也只是谦卑地上前打招呼。那时候的迈克尔非常高傲，我们基本上没在他的视线中，我们那时候对他只有崇拜！你要是用中文提问，他基本不做回答。那次会上，我们第一次见到英国的希尔德（Bill Heald）教授（直肠癌治疗方面的知名教授），老人非常慈祥，和中国人说话说得总是很慢，我见他挺随和，斗胆和他打了招呼，老人对我很客气，并和我照了相，那个时候，能和Heald 教授一起照相，是不得了的事情哎！但是我始终没有和迈克尔教授打招呼。因为，他的态度我有点受不了，我知道，即使我打了招呼，他也不会记得我，因为他根本就没有打算记住一个内地的小医生。

二十多年过去了，香港回归了，迈克尔年过六旬，离开香港的著名医院，到私人医院工作。国内的学术活动，很少见到他。这次见到他，感觉已经换了一个人，与当年叱咤风云的绅士，已经完全不同。古铜色的皮肤，矍铄的精神，笔挺的西装被牛仔裤、休闲西装代替，且没有领带，行走如飞，像个赶去长跑的健身老人。就像现在的香港，历史的河流滚滚向前，依然充满活力。

一个殖民统治的时代结束了，一个民族的精神也回归了。香港变了，从物质到精神。香港的人变了，从内心到语言。二十多年前，香港教授只讲英文，现在，许多教授都用中文做报告。记得去年在香港开会，美国癌症联合委员会（AJCC）的指南编写组在香港召开会议，与会内地专家用英文报告，香港专家坚持用中文报告。开场白更有意思，香港教授开场白这样说："今天很高兴，大多数专家来自中国，只有几个外国人，我的幻灯是英文的，外宾能看懂，我用中文讲！尽管我们都知道有这样一句话，'千不怕，万不怕，就怕香港教授讲普通话'，但是我还是要讲普通话！"大家都非常高兴，几句真诚的道白，说得内地的专家心里暖暖的，大家真的觉得是一家人了。

这次见迈克尔，人变了许多，他听了我的报告，对我的报告"直肠癌中国治疗现状"称赞有加，并夸我的英文不错，我当然知道自己几斤几两，没有沾沾自喜。出乎意料的是，晚宴上，当着许多外国专家，迈克尔和我们三个中国人讲起中文，他讲一口普通话，在我听起来，已经讲得相当不错了！

迈克尔讲起他儿子在北京，相当自豪！当初，迈克尔的大儿子在英国读书，然后去美国。回到香港后，不认为自己是中国人。现在，他的大儿子在北京发展，七年了，他开始喜欢北京，也不打算离开北京了。迈克尔讲到此，眉飞色舞："我儿子现在说话都带'儿'音了！" 迈克尔的老二在清华学中文，今后也打算在内地发展，他说："我们都是中国人，现在的香港，英文退化了，普通话开始流行了！"

我真想象不出当年倍儿高傲的教授现在能身着牛仔装，拍肩膀和我们称兄道弟。

和他谈得熟了，我问他："为什么原来一头油亮的黑发现如今已经'清零了'？"他说："你们不知道，前几年，我得了结肠癌。而且有肝转移！香港的内科医生给我化疗。三药联合啊，头发一下子就掉光了。我以为化疗后还能长出来哦，结果并没有。但是，我的肿瘤消失了，他们怕了！哈哈……"迈克尔开心地笑着。真的是奇迹发生了，那年已经是他诊断出大肠癌肝转移的第六年了！

世界在变，香港变了，时过境迁，与时俱进，香港已经不是过去的香港，我们和香港更近了，说心里话，我更喜欢今天的迈克尔，二十年过去了，我们和本已陌生的迈克尔更近了，是一家人的感觉？我想是的……

说到大肠癌的化疗，我们总想到的是掉头发，恶心呕吐等等。所以我们在临床工作中，对于手术后或者晚期的肿瘤病人，谈起化疗，他们大都会比较抗拒。他们会觉得一做化疗，就是大量脱发，自己完全是另外一个形象。特别是女性患者。加上我们的电视剧、电影中的肿瘤病人，大都是让她们留着光头，非常痛苦而没有尊严的样子。事实上，21世纪肿瘤化疗，已取得长足的进步。对于大肠癌的化疗，从普通的药物化疗，一直到现在的分子靶向治疗、免疫治疗等，都使得化疗的概念发生了许多变化。今天，我们从历史的角度，谈谈化疗的昨天和今天——

1854年芥子气被合成出来后，研究人员发现这种化合物会对人的呼吸道和眼睛造成严重刺激，吸入极低浓度的芥子气便会使部队失去战斗能力。因此，芥子气在第一次世界大战中被广泛使用，这时人们并没有用它去治疗恶性肿瘤的概念。然而，1935年，贝伦布鲁姆报导了在一些动物模型中芥子气可以阻止化学诱导肿瘤的发展，但并未用于癌症患者 [1]。直到1942年12月，耶鲁大学林斯科格医生等进行了氮芥（与芥子气结构相似的物质）的首次临床试验 [2]。

患者 JD 是一位46岁的工厂工人，1940年8月发现扁桃体肿大和右颌下疼痛，经过组织病理活检被诊断为淋巴肉瘤。没过多久，肿大的淋巴结就占据了他整个脖子的右侧，他几乎无法张开嘴。当时对淋巴肉瘤的治疗是手术切除和放射治疗，1941年2月，JD 被转诊到耶鲁医疗中心进行 X 射线治疗，他连续16天接受了外照射，肿瘤直径明显缩小，症状得到改善。但是好景不长，1941 年底，肿瘤扩散至他的腋窝并且对 X 线治疗没有反应。1942 年 8 月，他开始出现呼吸窘迫、吞咽困难和体重减轻等症状，生存的希望似乎十分渺茫。与此同时，耶鲁大学资助的阿尔弗雷德·吉尔曼（Alfred Gilman）和路易斯·S·古德曼（Louis S Goodman）领导的团队发现氮芥治疗患有移植性淋巴瘤小鼠后肿瘤缩小，小鼠寿命延长。于是，他们将研究结果提交给了患者的医生团队，在用尽所有其他治疗方式后，林斯科格等人为 JD 提供了实验性氮芥化疗。1942 年 8 月 27 日，JD 接受了他的第一剂氮芥化疗，连续化疗 10 天，第 5 天治疗后症状有所改善。疗程结束后的活检显示没有肿瘤组织，他能够毫无困难地进食和移动头部。然而，一周后，他的白细胞计数和血小板计数开始下降，牙龈出血，需要输血。到第 49 天，JD 的肿瘤又复发了，并于 1942 年 12 月 1 日（第 96 天）去世，尸检显示他极度消瘦，颊黏膜糜烂和出血，骨髓极度发育不全，并被脂肪替代。

不确切的疗效加上较大的副作用导致氮芥并没有被大范围推广使用，而真正促进氮芥在恶性肿瘤患者中应用的是第二次世界大战期间的一场意外 [3]。

1943 年 12 月 2 日，德国空袭了意大利巴里的一个港口，不到 20 分钟的袭击导致巴里港面目全非，恰好该港口有一艘秘密载运了约 100 吨芥子气的美国军舰。16 艘船被炸毁，成百上千人在海水中挣扎，空气中弥漫着硝烟的味道，冰冷的海水混合着泄漏的石油以及芥子气不断冲刷着他们的身体、眼睛，灌入他们口鼻，刺激他们的咽喉。由于载有芥子气军舰上的所有人都在爆炸中身亡，没有人知道这些人都已暴露在了芥子气当中，因此也未对伤员进行特殊的处理。劫后余生的幸存者们来不及高兴，危险就已悄然来袭。第二天清晨，医院发现许多伤员皮肤出现了红斑和水泡，也正是这个时候，医院收到通知说伤员可能接触过芥子气。空袭后 18 小时出现了第一例因芥子气死亡的病例，统计下来的因暴露于芥子气而住院的患者共有 617 人。对该事件进行调查的美国化学武器医疗顾问斯图尔特·亚历山大（Stewart F. Alexander）上校发现，芥子气对伤员的白细胞造成了致命的破坏，尤其是淋巴细胞。这不禁使亚历山大想到，如果芥子气能够影响白细胞分裂，那它同样有可能减慢癌细胞分裂，也就是说，芥子气及其类似化合物能够治疗癌症！后来，经过多项临床试验[4]，研究人员发现小剂量氮芥可以用于癌症治疗，因此氮芥在 1949 年成功获得美国食品药品监督管理局的批准，用于治疗非霍奇金淋巴瘤，也开启了癌症化疗时代。

自 1957 年海德尔伯格（Heidelberger）等[5]合成了 5- 氟尿嘧啶（5-Fu）并发现其具有抗肿瘤作用，5-Fu 次年便被用于结直肠癌的化疗[6]，1962 年 5-Fu 被 FDA 批准后，时至今日，5-Fu 仍在大肠癌的化疗中大放异彩。

参考文献

1. EINHORN J. Nitrogen mustard: the origin of chemotherapy for cancer[J]. International journal of radiation oncology, biology, physics, 1985, 11: 1375-1378.

2. CHRISTAKIS P. The birth of chemotherapy at Yale. Bicentennial lecture series: Surgery Grand Round[J]. The Yale journal of biology and medicine, 2011, 84: 169-172.

3. ALEXANDER SF. Medical report on the Bari Harbor mustard casualties[J]. Military surgeon, 1947, 101: 1-17.

4. GOODMAN LS, WINTROBE MM. Nitrogen mustard therapy; use of methyl-bis (beta-chloroethyl) amine hydrochloride and tris (beta-chloroethyl) amine hydrochloride for Hodgkin's disease, lymphosarcoma, leukemia and certain allied and miscellaneous disorders[J]. Journal of the American Medical Association, 1946, 132: 126-132.

5. HEIDELBERGER C, CHAUDHURI NK, DANNEBERG P, et al. Fluorinated pyrimidines, a new class of tumour-inhibitory compounds[J]. Nature, 1957, 179: 663-666.

6. CURRERI AR, ANSFIELD FJ, MC IF, et al. Clinical

studies with 5-fluorouracil[J]. Cancer research, 1958, 18: 478-484.

一句话口袋书

化学治疗，是大肠癌重要的治疗方法之一，已经被广泛采用。

4.

皇家卫队

这个病人和安安年纪一样大。

正好是安安接待了他。

小伙子名字叫 R，一年前在外地做了直肠癌手术。近期出现腹部包块。安安给他做了体格检查发现，这个病人的右下腹出现一个拳头大小的包块。"顾老师，这个病人右下腹可以摸到一个包块。"

"你问了他的家族史吗？"我问。

"顾老师，我问了。没有发现他们家里有过类似病人。"安安说。

"顾大夫，我们家里我哥哥是这个病。"R 的父亲在一旁听我们说话，赶紧补充了一句。我看了这个病人的情况，目前还是稳定的，可是这么年轻，罹患结肠癌，而且是复发的，有点令人担忧。

"顾大夫，我就这一个儿子，他大学一毕业就跟着我干，这孩子挺努力的，干的真不错，我为他高兴！您知道，我只有初中文化，没上过大学。但是我很努力，从十几岁就出来闯世界，真是历尽千辛万苦啊，创下这点家业，眼看儿子上了大学，毕业后又愿意跟着我干，我真是高兴啊。前几年，我就把公司副总的位置交给他，我盘算着，再有几年，他就能接替我的位置，我就可以回家享清福了。可正当他的事业风生水起的时候，突然得了这个病，我真的承受不起呀！"说着，R爸爸有些哽咽。"您救救他吧！"

安安看着这个父亲焦急的神情，赶紧说："您还得带病人去做一个检查，顾老师已经给您加急了！"

"好的好的。"父亲赶紧说。

一周后，我们准备给R安排手术。这天下午，安安和我说："老师，R这两天开始发高烧了，还有腹痛！而且看上去非常虚弱，您看怎么办？"

"你说他发烧是什么原因呢？"我问。

在我们外科有一个原则，如果病人先出现腹痛，后发热，往往是真正的"急腹症"，可能的原因是肠穿孔或者腹膜炎，这种情况，我们可以考虑外科手术。但是如果病人先出现发热，后腹痛，极有可能是内科疾病。要在这个时候决定给病人做手术是有风险的。一旦病人不是外科器质性病变，我们手术经腹腔探查，可能是阴性探查：说白了就是我们手术扑空了。根本不是外科的问题，那我们就是决策错误。那是要承担责任的！因此，对这种先发烧后腹痛的病人，我们往往慎之又慎。于是，我问安安："你说这个病人是先发热还是先腹痛？"

"顾老师，我问了一下，他这两天先开始发热，然后腹痛。发热是高热，每天都能到 39℃。家属非常焦急！白血球也逼近 2 万了（正常白血球应该在 1 万以下）。"安安说。

"您说如果先发热，又肚子痛，说明是其他原因造成的发热，那我们怎么办呢？"安安觉得已经没有办法了。

这个病人的病情的确很蹊跷。从一般的疾病发病规律看，不像急腹症。但病人持续高热，消耗极大。这样耗下去，真的有生命危险啊。从医三十多年，第一次遇到这样的疑难病例。我们组织了全院会诊，从现有的检查看，不像是血液系统和内科系统的疾病。但腹部检查又不能除外肠穿孔造成的腹膜炎。我隐约感到我们的医疗团队真正遇到了一个令人棘手的复杂病例了！

R 连续高烧了几天，显得比较烦躁，一周基本上没有进食，眼看着身体消耗厉害，有两天夜里高烧时引发了谵妄状态，就是老百姓说的"说胡话了"。R爸爸更是像热锅上的蚂蚁，没有头绪，多次和护士发脾气。安安也被他骂了好几次。

"顾老师，R的病情发展太快了，我们到底能不能手术？家属也急了，老和我嚷。"安安说着，感觉到由衷的委屈。

"而且，他肚子里的肿瘤也长大了。"安安说。于是，我又去病房看了病人。我觉得尽管这个病人高热（通常对外科医生来说，高热病人一般是不手术的），但腹部的情况明显严重了。如果我们不及时手术，我担心病人会出现生命危险！

"安安，你立刻和家属谈，我们现在只有一条路了，就是手术探查！"我说。

"好的老师，我马上去谈。"安安说。"通知手术室，一会儿接病人！"我只能果断决策了！

家属听说我们要手术，立刻表态，"我们家属全力配合！什么风险我都了解了！"R爸爸和安安说。

我们真是无奈之举，背水一战了，对于手术的结果真的无法预料。谁也不知道这个病人经历手术的结果会是什么，我们的手术会改变病人的转归

186

吗？如果手术并不能改变病人的转归，后果是不堪设想的！当外科医生就是这样，谁的位置高，就是谁决策。小医生可以干杂活，老医生要用心动脑，决策的事都是上级医生的事，一旦决策错误，就得承担责任。

手术开始了，当我们剖开病人的腹腔进行探查时，我惊奇地发现，病人的肿瘤长得非常大，但奇怪的是腹腔并没有像我们想象的全都是脓液！而且肿瘤周边尽管有好多小肠粘连，却也没有看到我们预期的肠穿孔！我的心一下子提到了嗓子眼。如果我们判断错了，即便切掉了肿瘤还没有找到发热的原因怎么办？

时间一分钟一分钟地过去了，这种高热的病人，一般状况不好，手术时间越短越好！"顾大夫，这个病人血压不稳，心率很快，您得抓紧时间啊！"麻醉师再次提醒我。

"好的，我得赶紧把这个大肿瘤切下来。"我说。我们用最快的时间切除了这个巨大的肿瘤和周围被肿瘤侵犯的小肠。标本下来，我立刻把切下来的肿瘤做了详细的观察。当我用手术刀把那个巨大的肿瘤从中间剖开的时候，令人惊愕的一幕发生了！只见整个肿瘤的切面呈鱼肉样，表面和组织间充满了白色的脓液！一下子，我们找到了这个病人发热的根本原因！这是一例罕见的结肠癌，合并肿瘤组织内的严重感染！我们悬着的一颗心终于可以放下了。

发热的原因找到了，我们大家松了一口气！

病人术后恢复得挺快，体温也恢复正常了。衰弱的身体逐渐恢复，孩子脸上出现了久违的笑容。R爸爸见到安安态度也显著改变！

这孩子有救了！

R爸爸专门到我办公室表示感谢！"孩子的病理出来了吗？我们后续是否要化疗？"R爸爸一直追着安安问。

半年后，R又来医院了。这次是化疗后，他自觉腹部手术的地方有点难受。他有些担心，是否还有问题？R爸爸在我诊室，看着我给他做检查。他把孩子支出去，想单独和我谈。看得出，他担心孩子的肿瘤复发。经历了上一次的手术，他明显感到孩子的病没有那么简单。各项检查出来了，考虑肿瘤复发！R爸爸顿觉五雷轰顶。他甚至隐约又一次感到孩子的生命岌岌可危。这几年，R爸爸简直像坐上了过山车，随着孩子的病情变化，一会儿跌入谷底，一会儿又冲向顶峰。好像命运有意要捉弄这个中年父亲。

"这次病情好像更复杂。因为这是第二次复发，而且就在短短的半年时间里。"我和R爸爸说："您感觉这次病情和上次有什么不同？"我问R爸爸。

"我觉得他肚子上的包块好像长得有点快！"R爸爸说。

"术后的辅助化疗都做了吧？"我问。

"做了做了。"R爸爸回复我说。

"还是住院吧！"我让安安给他办理了住院手续。

R住院后，病情再次出现惊险一幕，这次的表现是他的腹部肿瘤。尽管没有上次那样的高热，但是R自己告诉我们，他腹部的肿瘤长得比上次要快得多！"我感觉，我肚子里的包块儿好像每天都在长！"R告诉安安。

安安是个有心人，他听了R的叙述，开始给病人的包块做记录，细心的安安用签字笔在R的肚子上画出肿瘤在腹壁上的投影。每天都去测量。让人万万想不到的是，这个肿瘤的生长速度太惊人了。安安告诉我："老师，这个病人的肿瘤在两周内直径增加了一倍！"

我们都再一次感到R的病情非同一般。我从

事肿瘤临床工作近四十年，第一次见到肿瘤生长速度如此之快。快速生长的肿瘤让 R 非常紧张，他似乎感觉到自己的生命将开启倒计时。R 爸爸更是焦急万分，他找到我，拉着我的手说，"顾大夫，您要救救我儿啊！上次就是您救了他，这次您一定有办法！这半年，我陪着 R，什么都没做，上次手术后，我就相信，您就是我们的救命恩人，您就是我们家的救世主！您不知道，我回到老家，专门到我们那里的普陀山为您祈福，您是好人，孩子的肿瘤长得太快了，您得尽快给我们拿个主意，尽快开始治疗啊！现在有什么新药，都给他上吧！我就是倾家荡产也要救活我的儿子！"

我们的全院疑难病例讨论，邀请了国内著名的消化道肿瘤专家，大家对这个病例进行了细致的分析。我们一致认为，这是一个罕见病例，肿瘤的性质非常不好！现有的化疗药物难以奏效，除非我们给他用刚刚上市的免疫药物。但是，用这个药物需要做基因检测。一个基因检测需要半个月的时间。病人的情况肯定不能等，于是我们做了一个大胆的决定，和病人家属充分沟通，直接应用最新的免疫治疗药物！

难道真是命运在和 R 开玩笑？R 接受了免疫

治疗后，肿瘤居然停止了生长！一个月后，原来生长飞快的肿瘤一下子安静了下来！看起来简直是奇迹！也许是幸福来得太突然，R爸爸根本不敢相信这一切是真的！经过后来的系列治疗，R的病灶居然完全消失了。后来我们对病人原来病例标本的基因检测，证实了这是一个典型的林奇综合征的病人，快速生长的肿瘤，其基因型正好是新近出现的免疫治疗药物P的最佳适应证！R又一次受到上天的眷顾，再一次死里逃生。二十一世纪的免疫治疗给极少有适应证的病人带来了真正的生的希望！

免疫治疗肿瘤是21世纪最伟大的医学成就之一。用通俗的话来说，免疫治疗是调动患者自身的防御队伍——免疫细胞而发挥作用，去杀死肿瘤细胞。免疫细胞就是自己身体内的"皇家卫队"！

从大约3000年前的古埃及到19世纪初，便有多个关于肿瘤自发消失或伴随高热感染后消失的轶事报道[1]。19世纪中期，德国医生布施和费莱森独立观察到癌症患者在意外感染丹毒（一种由细菌感染导致的皮肤病）后肿瘤竟然有所消退。1868年，布施故意让一名癌症患者感染丹毒，并观察到肿瘤缩小。1882年，费莱森重复了这一治疗，并确定化脓性链球菌是丹毒的病原体，却并未引起重视也没有进行深入的研究[2]，直到威廉·科利

（William B. Coley，1862—1936）[3, 4] 的出现。

1890 年夏天，伊丽莎白·贝西·戴斯勒与朋友小约翰·洛克菲勒（John Davison Rockefeller, Jr.1874—1960）旅行归来，右手被她乘坐的轨道车的座位杆夹住了，受了点轻伤。由于疼痛不止，朋友建议她去医院就诊。接诊的是纽约癌症医院（现在的纪念斯隆—凯特琳癌症中心）的一名年轻外科医生科利。刚从哈佛医学院毕业的科利为戴斯勒检查时，发现她的手有一些肿胀和变色。他切开肿胀的地方，发现没有明显的感染，便诊断为骨膜炎，让她回家了。回去之后，戴斯勒的症状并没有得到改善，于是她又找到了科利医生。科利医生为戴斯勒做了手术并进行了活检，不幸的是，戴斯勒右手肿胀并不是感染，而是肉瘤，并且病情进展迅速，转移到她的乳房、肝脏等部位，不久后戴斯勒就去世了。

戴斯勒的迅速死亡让科利备受打击，于是他翻遍了医院之前所有肉瘤病人的病例，其中一个病例引起了他的重视。31 岁的弗里德·斯坦尼左颈部长了一个巨大的肉瘤，3 年内斯坦尼接受了 5 次切除手术，但无一例外的是手术后都复发了。最后一次手术斯坦尼进行了皮肤移植，在那个年代，丹毒是常见的致命的术后感染的原因，斯坦尼也感染了。但是奇怪的是，斯坦尼最后一次复发并被认为无法切除的肉瘤也消失了，并且斯坦尼后来再也没有去就诊过。为了弄清在斯坦尼身上发生了什么？科利费尽心思找到了住在曼哈顿的斯坦尼。时间已经过去了 7 年，这期间，斯坦尼的肉瘤再未复发过。为了弄清这一现象，科利彻底查阅了当时可用的文献，发现 38 例癌症患者意外或医源性发热感染丹毒的报道。其中 12 例患者肉瘤或癌症完全消失，其他患者的病情也有了很大的改善，这让科利有了一个大胆的想法。

1891 年，科利接诊了一位 35 岁的意大利病人佐拉，佐拉颈部和扁桃体的肉瘤复发，已经无法进行手术了。但是如果不治疗的话，预计佐拉只能存活几周。科利认为在这种情况下，给佐拉的体内注射丹毒致病菌（链球菌）值得一试。科利每 3 ~ 4 天给佐拉接种一次链球菌，持续数月，佐拉的一般情况得以改善，肿瘤也缩小了但并未完全消失。科利对这个结果不是很满意，于是，他从德国罗伯特·科赫（Robert Koch，1843—1910）的实验室要来了细菌，并将其直接注射进佐拉颈部肿瘤内，这次引起了强烈的反应。1 小时内佐拉出现寒战、疼痛、恶心、呕吐和高热；12 小时后，典型的丹毒蔓延至颈部肿瘤、面部和头部，颈部肿瘤迅速变白变软，第 2 天开始分解，2 周后颈部肿瘤消失了；扁桃体肿瘤缩小变成坚硬的纤维状肿块。随后的 8 年时间里佐拉的肿瘤再也没有复发。

受此鼓舞，科利纳入了更多无法手术的病人进行注射科利毒素（过滤的链球菌培养液和黏质沙雷氏菌培养液的混合物）治疗，然而，其中有病人死于失控的毒血症。问题在于，科利注射的毒素并没有统一的配方，成分以及浓度都无法控制，因而也遭到了美国癌症协会的质疑。还未等科利证明自己，19 世纪末，放射治疗兴起，确切的疗效让研究者们均转向放疗治疗肿瘤的研究。

然而，祸不单行，时任纽约癌症医院院长的詹姆斯·尤文（James Ewing，1866—1943，尤文氏肉瘤的发现者）对科利的研究始终采取批判的态度，他认为被科利使用毒素治愈的患者，绝对是误诊了。直到1936年科利去世，科利的毒素治疗方法也没有获得当时医学界的认可。

尽管学界对科利的治疗方式持有怀疑的态度，科利的一儿一女却对父亲的工作深信不疑。他的儿子布拉德利·科利（Bradley Coley）也在纽约癌症医院工作，并继续用其父亲的毒素治疗方法给病人治疗。然而，当时正值20世纪40年代化疗兴起，新一任院长科尼利厄斯·罗兹（Cornelius Rhoads）正沉迷于氮芥的研究，对科利注射毒素治疗肿瘤毫不关心，科利发现的毒素疗法被束之高阁。科利的女儿海伦·科利·瑙茨（Helen Coley Nauts，1907—2001）并不是一名医务工作者，但是她不忍心父亲以及哥哥的研究就这样荒废，在接下来的十几年里，在没有医学教育背景和经济支持的情况下，瑙茨自学了肿瘤学、免疫学等，以解释和发表她父亲的著作。她花了三年多的时间才完成整理父亲著作的工作，其中包括证明他给病人注射的毒素有效性所需的详细病历。非医学出身加上是一名女性的她四处碰壁，没有人愿意去证明她父亲的理论是正确的。走投无路的她，在朋友纳尔逊·洛克菲勒（Nelson Aldrich Rockefeller，1908—1979，小约翰·洛克菲勒的儿子）2000美元的资助下，与朋友奥利弗·格雷斯（Oliver R. Grace Sr.）于1953年创立了非营利机构癌症研究所（Cancer

Research Institute，CRI），致力于细菌毒素与癌症免疫学的研究[5]。CRI 也确实做到了，近代免疫学历史上，许多重大的发现都和这个当初默默无名的机构有关。至今，CRI 的官网上最醒目的位置仍写着这样一句话 "Immunotherapy is the most promising cancer treatment of our time（免疫治疗是我们这个时代最有希望的癌症治疗方法）"。

参考文献

1. DOBOSZ P, DZIECIĄTKOWSKI T. The Intriguing History of Cancer Immunotherapy[J]. Frontiers in immunology, 2019, 10: 2965.

2. OISETH SJ, AZIZ MS. Cancer immunotherapy:a brief review of the history,possibilities,and challenges ahead[J]. Journal of Cancer Metastasis and Treatment, 2017, 003: 250-261.

3. LOUGHLIN KR. William B. Coley: His Hypothesis, His Toxin, and the Birth of Immunotherapy[J]. The Urologic clinics of North America, 2020, 47: 413-417.

4. KIENLE GS. Fever in Cancer Treatment: Coley's Therapy and Epidemiologic Observations[J]. Global advances in health and medicine, 2012, 1: 92-100.

5. https://www.cancerresearch.org/about-cri/cri-history.

一句话口袋书

肿瘤的治疗除了外科手术，内科化疗，放射治疗以外，最近几年最大的进步是免疫治疗，成绩卓越。对大肠癌的治疗更是如此。

第六章

菊花保卫战

与肛同在

　　阳春三月了，不知为什么，天气竟然变了。天气预报说，这两天将有大到暴雪！现在的天气预报非常准。我们不敢不信。今天上午是半天门诊，由于参加了全国人大会议，已经有十多天没有看门诊了，许多病人一定等急了。一大早，果然天气骤变，下起了漫天大雪，我只记得小时候下过这么大的雪。最近这些年，好像冬天也不觉得太冷，已经很少下雪了，特别是像今天这么大的雪。可能是因为外面温度较高，雪花落在地上立刻就化了。但尽管如此，马路上的车辆都放慢了速度。车行进得很慢，我都有点着急了。下雪天，我想尽量早点到门诊的诊室。安安和另一个同学已经到了。

　　一个六十多岁的中年女性。看上去像个知识分子。确切地说我判断她是个大学老师。为什么？首先我觉得她的打扮非常朴素，但干净整洁。戴一副金丝眼镜，说话干净利索。"大夫您好，我找您看看我是否得了肿瘤。我最近一段时间大便不好，老想去厕所，但是又排不干净的感觉，拉完了，还想去。大便次数显著增加。而且我觉得最近瘦了许多。"这个病人一进来就开门见山。

"对了，她以前还有……"站在一旁的一个男人，插嘴解释道。还没等他说完，病人就打断他："你别说话！我自己说和医生！"病人显得很不耐烦地冲她先生说。

"我到校医院去就诊，校医院的主任给我做了检查。说我是直肠有问题，您赶快给我看看，他是不是给我误诊了。我感觉挺好的，怎么可能有直肠问题呢？"病人说。

"您过去有什么疾病吗？"我问。

"我过去有胃病。我们以前在兵团那会儿，吃饭训练特别紧张，吃饭特别快，我就得过胃炎。上吐下泻，后来就好了。"她说。

"那你们家里的其他人是否有这个毛病？"我问。

"没有，我们家就三口。这是我先生，他身体挺好。我女儿在国外学习。"

我给她做了肛门指诊，果然是低位直肠癌。什么是低位直肠癌呢？就是直肠肿瘤的生长位置比较靠近肛门。这样的话，就比较麻烦。因为我们知道，肛门控制着我们的排便。如果肿瘤侵犯了肛门的环形肌肉，这个环形肌肉是负责肛门的开与关的，那么为了根治肿瘤就要切除肛门了。后果是，我们要在病人的肚皮上开个洞，把切断的肠子和肚皮缝在一起，就是我们常说的"戴粪兜"。

"您的直肠里面长了一个肿瘤。而且离肛门很近。您得接受术前的各种检查，然后我告诉您应该怎么办。"我说。

病人听了我的话，顿时感到问题的严重性。但是，毕竟是知识分子，比较理性。"大夫，您的意思是我得了直肠癌？来这之前我也上网查了，低位直肠癌要'改道'？我绝不能接受改道戴粪兜！"病人开始显得有点激动。

"您先别急，我们要明确您的整体状况，然后再和您交代下一步治疗措施。"我想先稳住她的情绪。

"大夫，您知道，我在学校工作，我是老师，如果我戴着粪兜，我根本不可能再上讲台了。讲台对我有多重要您知道吗？"病人说着，声音开始颤抖。"那你有病还得治啊！"她丈夫一边插了一句。

"你闭嘴！用不着你提醒我！"病人开始和老公发飙。老公一看就是老实人，温文尔雅，说话本来声音就很小，看来在家也是逆来顺受。"我给您开具检查单，做完检查我们再聊。"我说。

两周后，病人的检查出来了，的确是直肠癌。病人家属来取检查结果。

"大夫，您别介意。我夫人就是这个脾气。我们都是当年北京知青去东北兵团那拨儿。后来我们都考了大学。她非常要强，刚刚被选聘正教授了。她正要大干一场的时候，就查出这个病。您说的要肠造口改道，她坚决不接受，她坚持说，不管检查什么结果，不再去肿瘤医院了。明天起看中医，吃中药。我也没办法，她一辈子都要争先，谁也说服不了她！"病人的老公说。

其实我遇到许多这样的病人，他们觉得肛门是不能切的。也就是"人在肛门在"，有时候我们和病人沟通时会说：如果你连命都没了，肛门在有意义吗？

对于发生在直肠的恶性肿瘤，外科医生一直是考虑手术切除。但是这时候遇到的主要问题是，如何保障肛门的功能？如果肿瘤位置过低的话，怎么做才能既切除肿瘤，而又保留好肛门的功能？事实上，对于低位的肿瘤，保留肛门的根治术无法完成。那么，切除了肛门又该怎么做呢？在这里，我们给大家讲讲低位直肠癌手术的发展过程。

早在 18 世纪，外科医生就发现了肿瘤位于直肠时处理起来非常棘手。由于当时正处于外科技术发展的最早时期，保证手术安全的麻醉和抗菌技术还没有出现。第一例会阴切除术是由吉恩·法赫特（Jean Faget）医生在 1739 年进行的，当时法赫特医生遇到一个直肠癌的病人，被诊断为直肠癌穿孔，在病人直肠的两侧出现了周围脓肿。这样的脓肿包围的直肠，切除了肿瘤想保留直肠是不可能的了。法赫特医生只好在没有准备的情况下切除了病人的直肠。这也是有历史记载的第一例经会阴切除直肠癌的病例。此后，法国外科医生杰奎斯·李斯凡斯（Jaeques Lisfance）实施了第一例经会阴安全地切除直肠癌的手术，包括了仅有几个厘米的远端直肠。1874 年，瑞士外科医生西奥多引入了经骶骨切除术和尾骨切除术，保罗·克拉斯克（Paul Kraske）医生对该术式进行改进，使手术有更好的显露。经会阴部手术最大的问题是外科显露问题。没有好的显露，对外科医生来说是危险的。无论是经腹腔还是经会阴部手术，外科医生一定要找到安全的切除平面，另外，由于当时人们对外科解剖认识的局限性，手术仅仅切除了直肠，往往不是根治性的。我们所说的外科"根治"一般要满足几个要求：首先是要完整切除肿瘤，并有足够的肿瘤周边的正常组织；第二，要有区域淋巴结的清扫，因为许多肿瘤会跑到周围的淋巴结里面，就是我们常说的"淋巴结转移"；第三，要对肿瘤的区域供给血管进行高位结扎，这个血管就是肿瘤的"营养管"，给肿瘤输送营养。但鉴于当时的历史条件，做到根治几乎是不可能的。最开始的外科手术切除直肠复发率几乎是100%。另外，直肠周围的解剖结构复杂，加上早期外科手术技术、无菌技术以及麻醉技术都没有保障，成功的直肠癌根治手术基本上是不可能的。

在麻醉技术没有出现以前，外科技术是粗糙的，因为没有麻醉，外科医生必须尽快结束手术，而且被手术的病人难以忍受外科手术切割带来的巨大痛苦，因此谨慎精细的手术操作是不现实的。19世纪，因为吸入性麻醉的出现，使外科手术变得更加容易，病人的肌肉得到松弛，外科医生有机会从事更加精细的解剖操作。此后约瑟夫·李斯特提出了无菌术，1879年卡尔·古森鲍尔（Karl Gusenbauer）医生成功地实施了直肠癌的手术：经腹把直肠肿瘤切除，远端直肠封闭。这个方法由法国外科医生亨利·哈特曼（Henri Hartmann，1860—1952）进行了大力宣传。此术式用于治疗高位直肠癌，因为当时手术条件所限，这个手术出血量大，外科医生宁愿切除肿瘤，对远端没有肿瘤的部分直肠加以保留，减少手术创伤，这个手术一直延续至今，命名为"Hartmann手术"。

一句话口袋书

直肠癌涉及保留肛门和不保留肛门。如果不保留肛门，就要在腹壁开口做肠造口。

2.

腹壁菊花

前面说的大学女老师，又来我门诊了。距离上次她离开我门诊的时间已经有半年了。老师一走进我的诊室，我感觉她消瘦了许多。而且精神也没有原来那么好了。但是，她的心态反而平和了许多。

"顾医生，真的不好意思，上次没有听您的劝，今天又来找您了。"病人不好意思地说。

"把您最近的检查给顾老师看下吧！"安安在一旁说。

病人不急不慢，可能是疾病折磨的缘故吧，她反而没有上次那么急躁。"我得先给您检讨，顾医生，上次从您那儿出来，我去了好多地方，找了许多偏方、游医。不怕您笑话，我是有病乱投医，目的就是一个——保肛！"

"结果呢？"安安问。我和安安使了眼色，不要那么直接，人家怎么说也是大学老师，给人家留点面子吧。

"嗨，甭提了，好多医生都说能保肛，前提是要服他 100 付药。"老师说到这儿，不好意思地摇摇头，"当时我先生坚决反对，您知道，我们是老师，工薪阶层，这 100 付药多少钱？对我们来说，是天文数字啊！开始，我信心满满。后来发现这些医生都有点不靠谱。最后，我先生和我急了，您知道，我们两口子这几十年，从来都是我说了算！我先生从没有强迫我干过什么，我也从来没有把他的意见放在心上。但是，在我看病的问题上，我先生真的和我发脾气了！他说：'咱俩这几十年都是我听你的，我现在真的不能忍了，我不能眼巴巴地看着你耽误病情，几十年了，我们风风雨雨都一起走过，如果你这次不听我的，我就离家出走了。因为我看不得你再这么折磨自己。'"病人说着眼圈红了，站在一旁的先生转身出去了。他不愿意让我们看到他哭了。

"我们俩在东北兵团时是战友，那个时候我们共同渡过了非常困难的时期，我先生眼睛不好，高度近视。一次在劳动伐木作业时，眼看一棵伐倒的大树干向他砸了下来，他的眼神不好，根本没有看见，是我大喊一声，并猛地推了他一把，才避免了一次恶性事故。后来我们就成了两口子。成家以后，他总说：'你是我的救命恩人，我一辈子都听你的。'"病人说到这儿，眼里充满着自豪感！

"我老公对我说：'这次我坚决不能听你的了。因为你是当局者迷，我希望你能和我一起变老，我不许你像现在这样执迷不悟。家是我们的家，你不仅属于你自己，还属于这个家。一个肠造口，不会断送你的教师生涯。职业只是暂时的，生存才是硬道理！'"病人给我们讲到这儿，内心充满了对老公的爱，我们都被他们的故事感动了。

"听了老公的话，我突然感觉到我太自私了，我只为自己着想，却忽视了家人的感受。现在我想通了，顾医生，我的病就交给您治了。什么造口啊，都听您的。"说到这，病人好像重新找回了自信。

"太好了，您能这么想，我们都非常高兴。其实造口并不是世界末日，全国有几百万人做了造口。他们生活得非常好！"我们聊得挺开心，病人的先生也如释重负，脸上露出了笑容。一切都向好的方向发展。

"您应该感谢这个时代，我们的医疗条件非常发达，现在的直肠癌有很多的治疗方法。我们给您安排好。"我说。

这个病人由于耽误了半年，肿瘤长得更大了，本来肿瘤就靠近肛门，肿瘤长大了使保留肛门更困难了。我们给病人做了术前的治疗，然后采用了不保肛的外科手术。

术后病人恢复得挺顺利，当她看到自己左下腹的造口时，还是有点恐惧心理。安安看出她的心思，细心的安安想，这个老师不是特别爱学习么，我给她找找有关造口的书籍，反正老师有的是休息时间，正好帮助自己掌握造口相关知识。安安把有关造口的书籍开了一个书单，交给了病人的先生。先生看到书单非常高兴，他对安安说，他妻子最爱学习。这真是雪中送炭啊。

我们去查房时，看到病人正捧着有关造口的书如饥似渴地读着……

其实，肠造口手术在我们外科医生看来非常简单。像我这种高年资的医生，都不会去做这种小手术，往往是留给住院医师去做的。但是，要知道，这样一个看似非常简单的手术，却让人们花了几十年去认识和完善。

在两百多年以前，人们就观察到肠道损伤存在三种后果：死亡、自发痊愈和形成肠外瘘（就是肠管和腹壁相通，不断地有消化液流出）。然而，在那个没有抗生素以及麻醉的时代，受到外伤、经历手术后死亡司空见惯。因此，当时的外科医生在处理肠管损伤时普遍缺乏信心。但是，有人观察到：一些病人在肠道受到损伤以后，尽管没有手术，肠道在人体的各种部分有时会自发地形成异常的开口，例如肚脐，或者膀胱、阴道，损伤的肠道通过与这些部位相通而排出粪便，而且这些病人反而存活了下来。肠造口的想法便在这种环境下形成了[1-3]。

　　1710年，亚历克西斯·利特雷（Alexis Littré）观察到一个刚刚出生6天的婴儿尸体，这个婴儿罹患先天性肛门闭锁，直肠被分为了两部分，两部分仅靠几条线状组织连接在一起，并不相通，闭锁处以上的肠管里充满了胎粪，显然，这个婴儿很可能是因为无法排便而死亡的。利特雷提出在腹部做一个切口，打开闭合的肠的两端，并将它们缝合在一起，或者至少将肠的上部拖到腹壁的表面，在那里它永远不会闭合，可以充当肛门的功能。想法很简单，但是将这个想法转化为现实却花了66年。

　　莫雷尔是一个酒商，也是布雷区韦特—格兰特的驿站站长。1776年，他感觉自己大便困难，起初只是感到肛门部位有些轻微的疼痛，后来疼痛逐渐严重，尤其是在运动之后。他变得焦虑，于是找到了德拉罗什医生。德拉罗什医生给他开了泻药。莫雷尔的症状缓解了一段时间，后来疼痛日渐加重，他被建议服用大剂量的含汞（水银）的药物使肠道通畅。莫雷尔服用的药物逐渐加量，但仍然无法排便，并且肠道的运动受到抑制，肚子也一天天增大。这个时候他找到了皮洛尔医生。皮洛尔医生发现莫雷尔的直肠存在梗阻，但并不是由粪便造成的，而是一个巨大的肿瘤。在尝试了各种办法后，考虑到病人已经一个多月没有排便，皮洛尔医生提议给他制造一个人工肛门。莫雷尔同意了："我确实必须做手术，因为我的病是致命的，你知道没有其他方法来救我。"他居住的村子里就有一位妇女拥有"假肛门"，不过那是绞窄性疝后自然形成的。

受病人生存渴望的鼓舞，皮洛尔医生决定尝试做这一手术，并选择了盲肠作为手术的部位。皮洛尔医生和学生做好准备后手术开始了，打开腹腔，找到盲肠并横向切开，粪便大量排出，皮洛尔医生用烧焦的木炭消毒，并将肠道缝合在皮肤上。术后 14 天，肠道粘在皮肤上，皮洛尔医生给他拆了线，一切似乎开始好转。然而，莫雷尔说自己腹部多个部位隐隐作痛。术后 20 天，莫雷尔的肚子又胀又痛，皮洛尔医生通过人工肛门注射了一些药物但却无济于事，莫雷尔在术后 28 天死亡。对莫雷尔尸检发现他的空肠里积聚了两磅含水银的药物，并将空肠拖到了膀胱后面的骨盆中。水银导致空肠无法蠕动，加上对肠道、肠系膜的牵拉，形成坏疽导致了莫雷尔的死亡。尽管患者术后 28 天就死亡了，但这无疑在肠造口的历史上增添了浓墨重彩的一笔。

此后，也有医生尝试过肠造口，然而，患者无一例外地死亡了，直到 1793 年。

1793 年 10 月，玛丽·普劳恩——米歇尔·勒德里维斯的妻子，接生了一个孩子。她注意到这个婴儿没有肛门，性器官畸形，

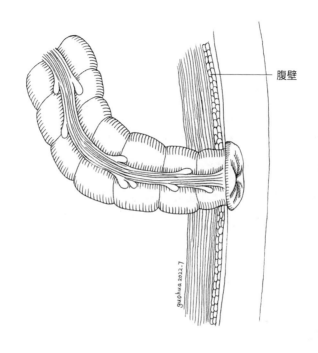

腹壁

guohua 2022.7

肠造口示意图

我们腹腔内的肠管平时正常运行。如果出现了堵点，就必然会使堵点近端肠管扩张，使病人的腹胀明显。为了解决这个堵点造成的梗阻，就需要再"疏通"肠道，于是，经过相当长时间的实践，人们才找到了可以将肠道拖出体外进行造口的技术。就是"肠造口术"。

认为在这种情况下，孩子将不久于世，她建议父母带孩子寻求外科治疗。接诊的杜雷特（Duret）发现这一情况后找来了城里所有的外科医生和内科医生进行会诊。在医生们的讨论下，计划在原本应该是直肠的部位切开皮肤，寻找肠道。这个手术并不顺利，医生顺着切口直到盆腔都未发现肠道，原来这个婴儿大肠的下半部分完全缺失。当天晚上，婴儿腹部开始肿胀、四肢冰冷，杜雷特以为他活不过当晚。令杜雷特惊讶的是，第二天早上，婴儿竟奇迹般地活着，杜雷特决心为这个婴儿再努力一次——通过开腹建立人工肛门。为此，杜雷特先找到一具刚刚出生15天就病故的婴孩尸体，在这个尸体上尝试了这个不寻常的手术。对侥幸活下来的婴儿实施手术时，杜雷特从左髂区打开婴儿的腹部，拉出乙状结肠，切开，排出积存在那里的胎粪和气体，缝合。术后第二天，造口部位缠的绷带充满了胎粪；术后第四天，大便变黄，量减少。这个病人最终活到了45岁！肠造口术就此诞生。

参考文献

1. HARDY KJ. Surgical history. Evolution of the stoma[J]. The Australian and New Zealand journal of surgery, 1989, 59: 71-77.

2. SCHÄRLI WF. The history of colostomy in childhood[J]. Progress in pediatric surgery, 1986, 20: 188-198.

3. DINNICK TJBJOS. The origins and evolution of colostomy[J]. The British journal of surgery, 1934, 22: 142–154.

一句话口袋书

结肠癌的手术中，有一种术式是切除了肿瘤，但是不把肠管再接通，而是把近端肠管拉到肚皮外面，形成"肠造口"，远端的肠管就闭合了，成了"死胡同"。

3.

空中救援

1992 年，法国，斯特拉斯堡。

斯特拉斯堡（Strasbourg），法国东北部城市，大东部大区（Région Grand Est）首府和下莱茵省（Bas-Rhin，67 省）省会，也是法国第七大城市和最大边境城市。市区位于莱茵河西岸，东侧与德国巴登—符腾堡州隔河相望，西侧则为孚日山区。斯特拉斯堡远离海岸线，但仍然受到北大西洋暖流的影响，属于非典型性的温带海洋性气候。

我来斯特拉斯堡大学学习，是父亲给我牵的线。妻子的姐姐先来了法国，然后妻子也过来了，那时我正在读硕士研究生。毕业后来到法国斯特拉斯堡。我所在的医院是斯特拉斯堡大学医学院的附属医院。斯特拉斯堡大学始建于 1538 年，历史上有 20 位诺贝尔奖得主。

我所在的高石医院在郊区，我工作的地方在医院主楼的五层，这里是器官移植外科和胰腺肝胆外科。来法国前学习了三个月的法语，在一个完全陌生的环境，许多的事情都需要去学习和适应。每天和他们一起上手术，好在我在国内是主治医师了，临床工作没有问题。一到手术室，我好像一下子找到感觉了。因为他们都是一个教授带一个住院医师上手术，再有就是进修医生。助手大都不够熟练，术者会感到助手帮不上忙而不开心。

　　这个医院的外科正是法国东北部的器官移植中心，经常有器官移植手术。器官移植顾名思义，就是把捐献的器官移植给另外一个人。在当时，法国已经有"脑死亡法"颁布，就是一个健康人，在申请驾照的时候，都要声明，自己如果遇到车祸，是否愿意捐献自己的器官。如果签署了这个文件，假如这个人遇到车祸，被两个与器官移植无关的医师判定病人已经处于"脑死亡"了，医院可以把这个人的器官捐献给需要的病人——各国的国情有所不同，我国当时的法律不允许这样做。由于法国人特别爱度假，周末都愿意驾车远行，正是这个原因，交通事故发生的概率就高。出了车祸，就可能有器官捐献，外科医生就不能休息了，加班加点给病人手术。几乎都是急诊，没有黑夜白天。

和这里的医师上了几次手术以后，大家都知道我这个"助手"比他们的住院医师要熟练得多，所以急诊就总是叫我。开始我挺开心，大家都说我的技术和他们配合非常顺畅，外科技术就是手术中无声的语言，我知道术者下一步要干啥，术者就感觉特别顺畅，就这样我成了香饽饽。但是，我很快发现，法国年轻医生喜欢度假，有我在，他们就会说，老师，您请Jin去上手术，他特熟练。结果，周末的急诊让我几乎没有时间休息了。

　　又是一个星期五，我准备早点下班，结果我该死的BP机又响了！那个时候，没有手机。我正要走出医院，上级医师C叫住我："Jin，我们有个手术，你和我走吧。"说着就拉着我上了他的车。

　　我们的车开到了一个小型飞机场。

　　"我们这是去哪儿？"我问C。

　　"我们去B市中心医院。那里有个车祸病人，我们去取器官！飞机需半个小时就到。"C说。

　　"啊？去外地？我什么都没带，坐什么飞机啊？"我挺紧张，第一次和他们一起出去，也没和家里人打个招呼，就去外地了。我觉得心中没底。

　　"没事，一会儿就回来。晚上我们就手术。"C看我有点紧张，安慰我。

我们到了机场，这是一个小机场，机场上有一架小飞机停在那儿，我从没有坐过这么小的飞机，我脑子里顿时觉得害怕，心想：这个飞机安全吗？

　　还没有容我想什么，我们已经到了飞机的旋梯旁边。沿着一个小小的旋梯，我平生第一次登上了一架只有六个座位的飞机。一起随行的还有一名器官移植调度员，加上飞行员，我们的飞机上共有五个人。我有点不敢想下去了，这个飞机万一……

　　我的脸色煞白，C看我紧张的样子，问我："Jin，你第一次乘飞机？好像很紧张？""没有，我不紧张，我第一次乘这么小的飞机！"我强打精神，故作镇静。

　　小飞机真的是不能乘啊。真颠！他们在飞机上谈笑风生，气流对他们来说根本不算什么，可我颠得胆战心惊！我仔细一想，不是我见世面少，胆子太小，恰恰我来自中国，乘波音空客来的，我什么没见过？只不过坐这么小的飞机是第一次，也并不代表我没有见识啊！这样一想，我自信多了，装作若无其事地喝口饮料，还真就不那么难受了！

　　飞机很快落地，落地的一刹那，可是真吓人，巨大的震动，要在国内乘客早就急了！"怎么开的飞机嘿！"肯定有人喊。我都想问问飞行员："大

217

哥，咱们的飞机不是被击落的吧？"

看看他们习以为常，我也就装作没什么。下了飞机直奔医院。我们开始了取器官的手术。

这是一个车祸的患者，三十多岁的男子。高速路上一场车祸让他成了重伤。我到这儿才知道，在法国，车祸的重伤者送到医院后，如果没有恢复的可能了，就可以通过全国的器官移植中心协调将这个病人的器官捐献给其他人。手术紧张地进行着，我抬头看看病人的脸，那是一个年轻的小伙子，金黄色的头发，大眼睛。满脸还留着稚气，这样的花样年华，已经走到终点，真的可惜！

"Jin 注意，腹主动脉的灌洗注意无菌，这个病人好像做过盆腔手术，注意不要污染！"C提醒我。

我仔细分离组织，发现，这个病人曾经做过盆腔手术，好像是 Hartmann 手术。

我和 C 说，"您问下麻醉师，这个病人是否以前做过盆腔手术？"

"好的。"C 和麻醉师确认过，这个病人曾经接受过 Hartmann 手术。

我们的手术非常顺利。取到器官，我们就回到了医院，一进医院大门，天已经黑下来了，我知道今晚注定无眠，我们的一台肝脏移植手术要开始了！

我所说的 Hartmann 手术，是我们大肠癌外科常见的外科手术。用最简单的描述就是，当我们把结肠上的肿瘤切断时，靠近肛门的一侧叫结肠的"远端"，远离肛门的一侧就是"近端"了。我们切除了肿瘤，由于各种原因，我们不能把肠道再"接"起来，那我们怎么办呢？我们把肠管的"近端"拉出来，到腹壁上"造口"，远端的肠管把它"封闭"，以后就是"死胡同"了。这个手术就是我们说的 Hartmann 手术。

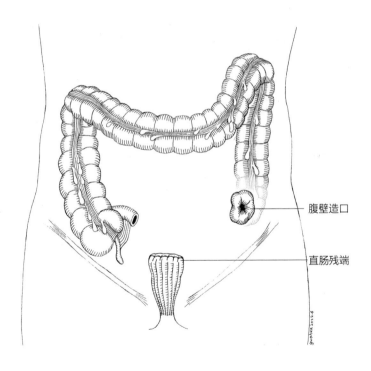

腹壁造口

直肠残端

Hartmann 手术示意图

Hartmann 手术经历了几十年的手术实践，在切除了直肠肿瘤以后，如果因为各种原因，不能把远端直肠和近端的乙状结肠吻合在一起的时候，通常会把肿瘤切除后，将远端肠管封闭。近端肠管拉出体外做肠造口。

简单吗？您一定会说："挺简单的。"但是，您要知道，纵观我们的外科学发展史，每一个术式都有一段不平凡的经历，每一个著名的外科医生都有一段不平凡的传奇，整个外科学就是在人类历史的发展和演化中不断进步，每一个术式都有一段故事。我们来说说 Hartmann 的传奇和以 Hartmann 命名的手术吧。这个手术一直延续到今天，我们的外科医生，在大肠癌的诊疗中还在沿用。吃水不忘挖井人，我们在历史的洪流中，找寻我们失去的岁月，踏寻先辈的足迹……

19 世纪 60 年代的法国，历史学家皮埃尔·吉拉尔称之为"资本主义的黄金时代"。与此同时，科学也飞速发展。1859 年达尔文的《物种起源》震惊世界，同一时期三项学科的创立从根本上改变了医疗实践：疾病的细菌理论、生物学的细胞理论和麻醉学的发展。

亨利·艾伯特·哈特曼（Henri Albert Hartmann，1860—1952）[1] 1860 年出生于法国巴黎，从小与母亲生活在一起。1881 年，哈特曼从巴黎大学医学院毕业，他向皮埃尔·默克伦（Pierre Merklen）教授请教：如何选择他自己的职业，选择外科还是内科？

那段时间麻醉的发展使外科医生已经从进行截肢和治疗简单的骨折、脱臼等简单手术发展到全腹腔脏器的手术，当时的巴黎医学界也被外科医生所主宰，Merklen 教授建议哈特曼去巴黎最权威的外科医生菲利克斯·泰雷（Felix Terrier）教授那儿学习。从此，哈特曼成为泰雷教授的第一个实习生。多年之后回想起来，哈特曼感慨道："正是这位大师把我培养成了外科医生。"1878 年，泰雷听了路易斯·巴斯德（Louis Pasteur, 1822—1895）关于外科无菌原则的报道后，放弃了当时所用的石炭酸冲洗伤口、敷料和器械的方法，转而使用高压灭菌器。哈特曼便用这种方法对手术器械进行消毒，并严格保持手术室清洁的环境，哈德曼已经练就成为一名一丝不苟、训练有素的外科医生。

为了更好地完成手术，哈特曼主动去解剖室担任助手，他是第一个描述了左半结肠癌和右半结肠癌相关解剖学特征的外科医生。1921 年，哈特曼在法国外科协会第 30 届大会上报道了著名的 Hartmann 手术。哈特曼选取了两名梗阻性乙状结肠癌患者，通过开腹进行了乙状结肠切除、远端直肠封闭以及近端结肠造口。手术后两位患者就像接受了普通阑尾手术一般平静。后来，哈特曼报道了 34 例接受 Hartmann 手术的患者，其中 3 例死亡，手术死亡率仅 8.8%，而据迈尔斯 1908 年自己报道，Miles 手术（腹会阴切除术）患者死亡率为 41.6%。

事实上，最先应用这个术式的外科医生是卡尔·高森鲍尔（Carl Gaussenbauer, 1842—1903）。1879 年高森鲍尔便通过开腹手术方式切除直肠癌，但由于当时技术条件等的限制，肠管和肠管间的直接吻合尚无法完成。在无奈的情况下，高森鲍尔将近端肠管接到了腹壁上，远端肠管只好缝合关闭。但是，高森鲍尔并没有把这个术式作为科学论文加以发表，因为当时只是无奈之举。直到哈特曼报道 Hartmann 手术后此种术式才被广泛采纳。哈特曼就像一个眷恋土地的农民一样，带着爱与奉献，耕种他的土地直至生命的最后一刻，他也无愧于别人对他的评价："在他那个时代，可能没有一个法国外科医生比亨利·哈特曼更出名或更受尊敬。"

参考文献

1. RONEL DN, HARDY MA. Henri Albert Hartmann: labor and discipline[J]. Current surgery, 2002, 59: 59-64.

一句话口袋书

Hartmann 手术是大肠癌的外科手术方式之一，近端肠管造口，远端肠管封闭。

保菊"官司"

　　安安急急忙忙地走进我的办公室，"老师，原来26床的家属要和我们打官司！今天他们到医务处要求封存病历！"安安气愤地说。

　　"26床，是那个低位直肠癌，我们最后没有保住肛门的那个病人？她不是恢复得挺好的吗？"我问。

　　这是一个外地病人，说话带着当地口音。我记起来了，三个月前，她和她丈夫一起来我的门诊。我记得这个病人是直肠癌，肿瘤巨大，病人本人还是知识分子。据她丈夫说，他们是当地的一个小学的老师。我看了病历以后，给她做了检查，病人的肿瘤非常大！

　　"是啊，我们当地的医生说，这个肿瘤太大，和周围组织都粘在一起了，手术没法做，你们到北京吧。后来我们打听说，就是您能做，还能给我们保肛！我们就来了。"这个家属很会说话。我知道，这是当地大夫觉得这个病例不好做，手术风险太大，才让他找我。

"是啊，这个肿瘤非常大，您要先做放化疗，才能手术。而且我不能保证给您保肛！"我说。

"啊？我们那边的大夫说，您准能给我们保肛。您是全国知名的教授，我们才找您的。"她丈夫说。

这样的"夸奖"我听得多了，也就不以为然，当然也更不会"飘飘然"了。

病人听了我的建议，觉得有点复杂，又担心手术的费用。

"大夫，放疗化疗得多少钱啊？我们就是想快点儿切除。您看，我们俩都是老师，还没退休，我们不可能请太长时间的假！而且我们是工薪阶层，生活也不富裕，另外还有两个孩子。生活挺困难的。"家属说。

"如果你们不想做术前治疗，我和你们说，这个保肛可是有难度，有可能改道！你们有思想准备吗？"

"大夫，您是医生，我们不懂医，您尽力吧。"她老公这样说。

"我还是要保肛！要不我就不做这个手术

了！"病人坚持说。

"您要一定坚持保肛，我们就只好不做了！"安安补充了一句。

"不想多花费，我可以理解。对于您的病情来说，又能保住肛门，又不做术前治疗，还要保持好的生活质量，这也是我们共同的目标。但是要实现这个目标很困难！如果不想做术前治疗，就无法保肛，您到底能否接受？"我问他们两口儿。

"还是做吧！你看，咱们大老远来的，已经十天了，好不容易等到做完检查就差安排手术了，你要不做以后怎么办？我们还得面对现实啊！"两口子商量着。

"医生，我们决定要做了。您一定要争取给我们保肛！我们就这一个要求。"

"好的，您同意手术，我可以给你们手术，但是我还是那句话，保肛不保肛要看术中情况。我不能保证一定可以保肛。"我坚持。

"……"

手术进行得不够顺利，这个病人的骨盆比较窄，加上病人比较肥胖。肿瘤很大，位于直肠的下部，和女性生殖器官有粘连。病人有高血压病史，医生让她一直服用抗凝药物，我们分离的时候组织渗血比较厉害。手术还是按计划完成了，但是，没能保肛。家属和病人得知结果后，显然很不高兴。

一天，安安和我说："老师，26床天天在病房里和其他病人家属嘀咕，我觉得她可能要有纠纷。"

"手术挺顺利的，恢复也很好啊！她有什么意见？"我问。

"就是没有保肛！他们家属特别不满意。"安安对我说。

一周后，病人要出院了，家属找到我和我正式摊牌："顾医生，我们奔您来的，就是为了保肛，您给我们做手术，没有保肛，我觉得没有兑现当时的承诺！我要和医院打官司，你们这是医疗事故！"家属没有当时求我手术时的谦卑，完全是另一副嘴脸。

"我们术前已经和您反复强调，会尽力保肛，但医学是有限的，我们为了达到根治目的，根据术中的实际情况，最终无法为您保留肛门。术前的签字您也签了。为什么在您完全恢复的情况下，和我们闹纠纷？您也是受过高等教育的人，怎么能这么不讲道理呢？"我有点生气了。家属看我生气了，也就软了下来。

想想这个病人是我朋友介绍的，我就找到我朋友Y。电话里，我朋友Y大怒！把那家伙大骂一顿。"老哥，你别生气，我来给你处理。一个读书人，怎么能这么不懂道理！"Y马上和病人家属联系，仔细一问，我才知道这是他的远房亲戚。"院长，您别生气，这个家伙太不懂事了。您别怨他，他们俩大学毕业后，老老实实，服从分配到小山村当教师，一辈子都非常坎坷。有个儿子精神有问题，一直没有上学，成了家里的负担。现在孩子妈妈又得了病，头昏了！我和他们沟通吧。"

"老Y，您也别批评他们，其实我看他们也是老实人，这后面说不定有什么其他原因。就是让他们别闹了！"我说。

"您放心，肯定没有事。"Y说。

事情就这样过去了，家属也没有再来闹。尽管他们封存了病历。三个月后，要复查了，他们夫妇来我门诊。犹豫再三，一进门先道歉，说如何如何不好意思，当时昏了头等等。

他后来道出了和我们打官司的原因："上次在楼道里看见一个公司的，我也不知道是什么公司的人，问我是否有什么不满意的，是否需要打官司？他们有资源。告成了五五分成！你们有纠纷，一闹就可能不花钱，甚至能赚钱！而且你们什么都不用管，你们签一个委托书就好，当他真正拿出了委托书让我们签字的时候，我们两口都觉得有点不对劲，商量了许久，我们还是没有签。"于是……

　　我们设想，如果上面说的那个病人，生活在 19 世纪的话，肛门是肯定保不了的。一直以来，直肠癌，特别是低位直肠癌，肿瘤靠近肛门，外科医生都会觉得棘手。尽管是 21 世纪的今天，距离威廉·欧内斯特·迈尔斯（William Ernest Miles，1868—1947）实施的第一例不保肛手术迄今已经有 100 多年了，这个手术仍然是我们外科医生经常采用的经典手术。不保留肛门的手术我们称之为"Miles"手术，是以外科医师迈尔斯的名字命名的。说到 Miles 手术，现在看来它不是特别复杂的手术，其实它也经历了 100 多年的临床实践的演变和逐渐完善。

　　19 世纪早期，是消毒技术不完善且没有抗生素的年代，外科医生想从腹腔做直肠癌切除术几乎是禁忌的，通常此手术仅仅是万不得已而为之的手术，因为这个手术太危险了，几乎是100% 感染，并且肿瘤很快复发。直肠癌的手术一度被认为是手术的"禁区"。很少有医生愿意尝试用开腹的方法实施手术治疗疾病。那时，直肠癌的手术治疗基本是通过会阴切开的方法进行的，腹膜破裂引起的腹膜炎是主要并发症，也是患者死亡的重要因素。即便通过会阴切除直肠肿瘤，肿瘤的复发率也超过了 90%。然而，迈尔斯[1, 2]创立的腹会阴切除术使这一数字陡降至 29.5%。

　　迈尔斯在伦敦学习期间，是哈里森·克里普斯（Harrison

Cripps）的学生，克里普斯因对直肠癌的研究以及将直肠癌会阴切除术引入英国而闻名。在当时，人们对癌症的病因知之甚少。克里普斯认为癌症的转移是通过原发性肿瘤的血液和淋巴扩散发展的。这种观点深深地影响了迈尔斯。麻醉和消毒技术的发展让外科医生们开始尝试尾骨切除术和骶骨切除术等便于进入直肠的方式，然而这些方法不仅效果差，术后脓毒症死亡率也高。外科医生们意识到可能需要将骶骨或会阴方法与腹部手术相结合。

第一个吃螃蟹的并不是迈尔斯，而是文森特·车尔尼（Vincent Czerny，1842—1916）。车尔尼在通过骶骨切除直肠肿瘤时被迫打开了腹部，但结果是患者死亡。1899年，迈尔斯被任命为皇家癌症医院的助理外科医生后，开始研究直肠癌手术方式的改进。1906年内接受直肠癌手术的57名患者中有54名在术后6个月至3年内复发。尸体解剖显示，患者的盆腔腹膜、结肠系膜和盆腔淋巴结中都存在转移的肿瘤。迈尔斯觉得仅通过会阴切除肿瘤是在浪费时间，因为他认为肿瘤的复发是不可避免的。迈尔斯随后专注于直肠的淋巴引流，建议通过切除盆腔直肠、结肠、肠系膜和尽可能多的淋巴结来防止肿瘤复发，并提出了在原有经会阴途径的手术中增加剖腹手术的想法，这样不仅可以切除更多的淋巴结和高位肿瘤，还提供了探查腹腔的机会。1907年1月他将想法付诸实践，并在1908年12月报道了12名患者的手术结果[3]，他将自己独创的术式称为"经腹会阴切除术"。迈尔斯报道的肿瘤局部复发率为29.5%，与当时标准经会阴手术超过90%的复发率相比，这是一个非常卓越的成绩，然而，与单纯经会阴手术21%的死亡率相比，迈尔斯手术41.6%的死亡率让经腹会阴切除术并没有立即成为大多数外科医生的首选手术方式。

后来，随着经腹会阴切除术逐渐完善以及麻醉和输血技术的进步，经腹会阴切除术的死亡率显著下降（10% ~ 15%），Miles手术也成为直肠癌的标准术式之一并一直沿用至今。

1894年哈里森·克里普斯（Harrison Cripps，Miles的老师）[4]报道了自己做的4例卵巢切除术，这些病人的卵巢肿物均与直肠相粘连。其中有一位特殊的病人，是克里普斯的朋友，35岁，她已经病了两年，不能做任何剧烈运动，手术前6个月内，她日渐消瘦，几乎卧床不起，并且因为肿瘤刺激直肠，她时不时就要去上厕所，但每次都只有少量脓液排出。经过细致的检查后，克里普斯发现是一个巨大的卵巢肿瘤，并且已经破裂至直肠。尽管手术风险很大，克里普斯还是建议患者进行手术，病人明知没有其他办法，便心甘情愿地同意接受手术。

在助手的帮助下，克里普斯打开患者腹腔，切除卵巢肿瘤后发现腹腔内尚有少量粪便溢出，因为肿瘤已经穿破了直肠。克里普斯随即对直肠进行了缝合，因为穿孔的位置较深，这是一件很困难的事，克里普斯对缝合后的安全性也没有足够的信心。术后4天内，引流管内有少量的带血粪便，2周后没有特殊分泌物，6周后患者回家了。尽管克里普斯做得并不是直肠癌的手术，但他报道的这个病例已经有了直肠癌前切除手术的雏形。

迈尔斯 1908 年报道的经腹会阴切除术逐渐获得广泛的认可，并成为当时直肠癌治疗的金标准，但迈尔斯并未区分直肠癌的位置，这样的话，所有接受经腹会阴切除术的患者都得终生携带结肠造口。1910 年，美国外科医生唐纳德·鲍尔弗（Donald Balfour）描述了一种通过腹部方法进行前切除术的技术，并建立了一个主要的端对端吻合术。尽管保持了肠道的连续性，但由于吻合口瘘导致的高死亡率，该技术从未得到广泛接受。

克劳德·迪克森（Claude Dixon，1893—1968）[5, 6] 1893 年出生于堪萨斯州，1921 年取得了堪萨斯大学的博士学位，实习之后，迪克森进入了梅奥诊所工作，在这里，他接受了系统的外科手术训练。由于当时已知上段直肠癌几乎没有向下引流的淋巴结，因而，直肠癌前切除术在理论上并不会增加术后复发率。在 1948 年，迪克森报道了 400 名患者接受前切除手术（经腹部切除直肠癌手术），死亡率仅为 2.6%。在死亡率相比于腹会阴切除术更低的同时，又保留了患者的肛门，因而，前切除术（又称 Dixon 手术）成为了公认的治疗中上 1/3 直肠癌的标准术式，腹会阴切除术（Miles 手术）则用于下 1/3 直肠癌的治疗。

Dixon 手术也一直沿用至今天。我们用最简单的话来说，Dixon 手术既切除了直肠的肿瘤，又恢复了肠道的连续性。就是通过手缝的办法，像缝衣服一样把直肠两端的肠管缝合在一起。我们通常叫"吻合"，就是两端肠管相互"接吻"，融合起来的意思。

那么，文章里介绍的"淋巴结"是什么？淋巴结是人体免疫系统中的重要组成部分，也是重要的免疫器官。淋巴结主要存在于人体几乎所有的器官及浅表血管的周围；正常人群的浅表淋巴结通常比较小，直径在 0.5cm 之内，且表面光滑柔软，与周围组织没有粘连，也不会有触痛的表现；如果患者有淋巴结肿大，可能与细菌感染、病毒感染、代谢性毒性产物等因素有关，如果患者发现淋巴结肿大，要及时就医。在直肠和结肠的系膜当中，分布着许多的淋巴结。这些淋巴结是肿瘤防御的一道防线，淋巴结内有淋巴细胞，起到一定的"阻挡"肿瘤传播的作用，我们外科手术时，通常要把这些受到肿瘤侵袭的"坏淋巴结"清除掉，就是我们说的"淋巴结清扫"。

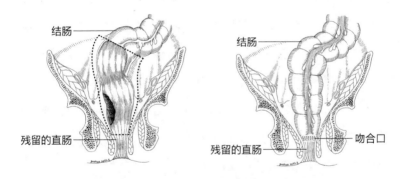

Dixon 手术的示意图

直肠癌以手术治疗为主。一般而言，我们切除了直肠的肿瘤，理想的状态是将远端的直肠和近端的结肠进行重建，就是做一个吻合。接通恢复肠管的延续性，即 Dixon 手术。左图是切除范围，右图为切除肿瘤后将上面的结肠与残留的直肠进行吻合。

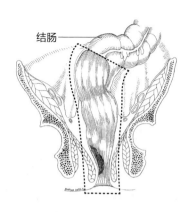

结肠

Miles 手术的示意图

如果我们为了做到根治，不能保留病人的肛门，需要在病人的左下腹做一个永久性肠造口，这种手术就是 Miles 手术。

参考文献

1. CAMPOS FG, HABR-GAMA A, NAHAS SC, et al. Abdominoperineal excision: evolution of a centenary operation[J]. Diseases of the colon and rectum, 2012, 55: 844-853.

2. LANGE MM, RUTTEN HJ, VAN DE VELDE CJ. One hundred years of curative surgery for rectal cancer: 1908—2008[J]. European journal of surgical oncology: the

journal of the European Society of Surgical Oncology and the British Association of Surgical Oncology, 2009, 35: 456–463.

3. MILES WE. A method of performing abdomino-perineal excision for carcinoma of the rectum and of the terminal portion of the pelvic colon (1908)[J]. CA: a cancer journal for clinicians, 1971, 21: 361–364.

4. CRIPPS H. Ovarian Cysts Communicating with the Rectum[J]. British medical journal, 1897, 1: 6–7.

5. Classic articles in colonic and rectal surgery. Claude F. Dixon 1893–1968. Anterior resection for malignant lesions of the upper part of the rectum and lower part of the sigmoid[J]. Diseases of the colon and rectum, 1984, 27: 419–429.

6. LANGE MM, RUTTEN HJ, VAN DE VELDE CJ. One hundred years of curative surgery for rectal cancer: 1908–2008[J]. European journal of surgical oncology: the journal of the European Society of Surgical Oncology and the British Association of Surgical Oncology, 2009, 35: 456–463.

一句话口袋书

Miles 手术和 Dixon 手术是治疗直肠癌的两种常用的外科手术方式，Miles 手术不保肛，Dixon 手术保肛。

5.

言传身教

安安给我打电话说："今天的手术有点儿不顺利，肿瘤挺大的，和骶骨粘在一起了。原以为术前放化疗能让肿瘤缩小呢。您过来看看吧，我们不太敢动了。"说实话，最近一段时间，学生们的技术都有了显著的提高，一般的直肠癌他们手术都很利索，一个多小时都可以完成了，加上现在都是微创手术，伤口又小，基本上很快就可以完成。

"好的，我上去看看。"我立刻从办公室赶到手术室。

这是一个局部晚期的直肠癌，肿瘤已经和骶骨骨膜紧密相连，我们外科医生都知道，骶骨前面有一个静脉丛，叫骶前静脉丛，这个地方非常危险，如果这里出血会导致大出血。这种出血是难以控制的。因此，如果肿瘤侵犯到这儿，那就意味着许多外科医生就打退堂鼓，不做了。毕竟保证病人的安全第一啊！我看了病人，的确是肿瘤侵犯了骶骨。看来我得出手了。

"顾老师，您上来吧！"安安说。

我刷手上了手术台。四十年了，几乎每天都会在手术室里度过。遇到这样的情况是很常见的。我先把结肠的近端给断了。因为他们怕肿瘤切不下来，就没有离断结肠。许多情况下，如果肿瘤切不下来，就把肿瘤堵塞的地方留在腹腔内，近端肠管拉到体外。就是我们常说的"姑息手术"（即不以肿瘤根治为目的，只是解除肿瘤造成的肠管梗阻）。经过谨慎地分离，终于把肿瘤和骶骨的侵犯分开了，而且把肿瘤完整地切下来了，大家都非常高兴。看着年轻医生们在手术室里开心的样子，想起我当住院医师的样子，感叹时间飞逝，四十年弹指一挥间。

我刚当外科医生的时候，做直肠癌手术是个大手术。记得那个时候，做一个直肠癌需要6~7个小时。6~7个小时不吃不喝，非常辛苦，意味着我们手术前要"吃饱睡好"。能撑过这么长时间，也非一般人能够扛得住的。我那个时候是小医生，一听说有直肠癌手术，那赶紧早上吃饱点儿。因为老大夫做完手术可以早点下，我们要负责关腹，一直到下午甚至晚上。对体力、耐力都是考验。

有一次，记得是周四。我们的主任告诉我，明天有一台直肠癌！那个时候一天只能安排一台手术。因为那个年代手术的时间都非常长，除非是阑尾切除的手术。为了能在手术中不感到饿，我们早上就多吃点。可是那个年代，早饭能够吃上油饼就是非常奢侈的了。我们小住院医师，一个礼拜也不轻易到外面早点餐摊上吃早餐。我们的主任更是节省。我们到医院了，因为今天要做大手术，我吃的饱饱的，准备大干一场。主任上手术一般要晚点儿到。然而这次，病人过于紧张，月经提前了，这样我们就必须得暂停手术并择期再做。我们私下挺开心，因为这样大的手术真的很累。有时候我们拉钩的助手，根本没心思看手术，有一次我给老大夫做助手，我只能当"四助"，就是拉钩的第四助手。基本上就是拉钩，特枯燥，而且是夜里急诊，我们一直干到凌晨5点，整整一宿，真的困啊，因为不是主刀，责任也小，手术出血了也是老师最紧张。有一次，我拉着钩竟然睡着了，老大夫让我动动拉钩，改变个方向，我没有理人家，老大夫生气了，拿手术钳敲打我的手指，生疼，也不敢说疼。老师喊我："嗨，醒醒，干什么呢？这是手术啊，精神点儿！"我们吓了一跳，赶紧打起精神。

主任一进病房，听说今天的手术停了！下意识地说，"糟糕，今天早上的油饼白吃了！"我们听了都笑出了声，"敢情主任也偶尔吃油饼啊！不会吧？主任那么节省吗？"

时代不同了。现在做一个直肠癌的手术，时间缩短了很多，我们有时候做一个直肠癌的全系膜切除（TME）手术，也就花一个多小时。

要想搞清楚直肠的这个全系膜切除术，非医生专业真的有点困难。您要知道，我们每一个临床医生都要学习解剖学。先要知道，什么是肠系膜吧？我们都知道肠道是一个管道，看上去和我们的洗衣机上的螺旋管没有什么区别。唯一的区别是洗衣机管子没有"系膜"，什么是"系膜"呢？就是肠道相连的，固定在腹膜后的这些组织，就像我们的扇子一样，里面有血管，供应肠子的营养。

通常，我们的小肠和结肠都有肠系膜。但是直肠是位于盆腔的，相对较固定，并没有我们看到的"扇形"的系膜。因此，如何定义直肠的系膜呢？直肠系膜的概念可以追溯到罗马尼亚的外科医生和解剖学家托马斯·琼内斯科（Thomas Jonnesco）。他于1896年提出的"直肠的起源"，其观点[1]认为直肠被包裹在一个薄的纤维鞘中，这个纤维鞘将直肠与其他盆腔器官分开。1899年，威尔海姆·瓦尔代尔（Wilhelm Waldeyer）描述了直肠固有筋膜，参考了琼内斯科的观察结果。

尽管 1908 年迈尔斯报告了经腹会阴联合切除术（Miles 手术）可将直肠癌手术后的局部复发率从超过 90% 降低至 29.5%，但近三分之一的患者仍然可能发生局部复发，这一点对于外科医生来说仍然是不可接受的。随着人们对直肠系膜、淋巴结、血管以及神经等解剖结构了解的不断深入，外科医生再次尝试降低直肠癌术后局部的肿瘤复发率。

全直肠系膜切除（TME）最早是由 Abel 在 1931 年提出来的，但是当时并没有被广泛采纳。直到 1982 年理查德·比尔·希尔德（Richard Bill Heald，1936— ）提出并推广了全直肠系膜切除术。希尔德致力于寻找直肠癌手术中的"神圣平面"，在他 1988 年的一篇名为"直肠手术的神圣平面"的文章中做了很好的比喻[2]：古希腊神话中意大利半岛和西西里半岛中间有一个墨西拿海峡，墨西拿海峡的两端分别是"斯库拉"和"卡律布狄斯"。"斯库拉"是一个著名的海妖，传说其有六头十二脚；"卡律布狄斯"则是一头漩涡怪兽。在海峡中航行的人应该同时避开两端的危险，这便是所谓的"安全航道"。而在直肠癌手术中，两头怪兽分别是肿瘤残留与功能损伤，一旦医生偏离安全航道，患者便会受到肿瘤局部复发或者功能性损伤（阳痿、膀胱功能障碍等）的惩罚。1982 年，希尔德重新提出了"安全航道"——全直肠系膜切除术（TME）的概念，并于 1986 年在《柳叶刀》杂志上报道了 115 名患者 TME 术后的随访结果。整体而言，患者术后

5 年存活率达到了 87.5%，并且将 5 年内局部复发率降至 3.7%，而当时文献报道的未采用 TME 手术的患者 5 年局部复发率为 30% ~ 40%。然而，当时美国的一些专家的评论是"不管是谁说的，我绝对不相信 TME 手术会如此大幅度地降低局部复发率""别理希尔德那个家伙，他就是个浮夸的江湖骗子"[3]，学界一片怀疑与抗拒声。尽管如此，也有一些医生并不在意外界的质疑，三位著名的德国外科医生去希尔德的医院访问并参与了手术，后来他们成为了德国倡导 TME 的主要医生。实践出真知，大家逐渐意识到 TME 理念的重要性，希尔德教授也被邀请至世界各地演示手术。在以后的 25 年时间里，他收到了超过 50 个国家的手术邀请，在这些国家，希尔德教授做了超过 600 台 TME 的演示手术，同时，他在旅行中也遇到了一些惊心动魄的事件。希尔德是马岛战争后进入阿根廷的第一位英国外科医生，也是美国袭击贝尔格莱德后第一个进入塞尔维亚的外科医生，他的一个病人差点被北约的炸弹炸死，为此，希尔德教授曾撰文谴责美国的制裁伤害了普通民众。

2002 年，希尔德受到了来自北京大学的我的邀请，他和英国利兹大学的病理学家菲尔·夸克（Phil Quirke）教授，还有一名解剖学教授一起来北京大学访问。在我们的医院里出席我主办的全国直肠癌全系膜切除术学习班，演讲和现场视频转播全系膜切除术。那天，希尔德教授从机场风尘仆仆地来到我们医院。我们非常好客地安排他去就餐，地点当然是北京的烤鸭店。老先生非常谦和，文质彬彬，完全没有我们头脑中想象的那种高傲、目中无人的英国绅士感觉。但是他提出，尽管路途辛劳，还是要先看看手术室，在他心目中还不知道我们的手术室是否能够完成他的手术转播？他自带了一个大皮箱，里面装着各种摄像直播器材，包括了各种固定架，螺丝钉。我一直陪着他，安装调试摄像头，固定摄像机的机位和测试清晰度。他的认真、一丝不苟的工作态度给我们留下了深刻的印象。第二天，在我们医院的手术室，我第一次和英国的教授同台手术。这可是和当今世界上非常有名的教授一起手术，我显得非常兴奋和紧张。手术进行得非常顺利，我们的手术持续了大约三个小时。直肠肿瘤被完整地切除，直肠系膜结构也清晰完整。按道理，我们的手术可以更快地完成，但是，希尔德教授非常认真地操作，并不时地看着监视器里的图像是否清晰。因为我们是把手术的信号传给会议室的大屏幕，那个时候转播技术并不成熟，有时候会不够清晰，我们也是第一次转播，没有经验。手术做到最后，就要关腹了。

通常我们做直肠癌的手术，完成了肠管的吻合以后，我们会在盆腔放置一根引流管。这个引流管日后可以告诉我们吻合口的愈合情况，一旦出了问题，发生吻合口瘘时，我们就能从引流管看到吻合口漏出来的粪便，及时的引流，这样就可以缓解吻合口瘘引发的腹膜炎和盆腔感染，这是我们的手术常规。但是，英国的希尔德教授告诉我，他们国家的手术都从来不放置引流管，因此他告诉我说，"不用放置引流管，没有问题！"

"好的好的，我们马上关腹，不放置引流。"我这样说，"刘医生，您带希尔德先生下去吧，让老人家歇歇。三个小时够累的。"其实，我是担心，因为我们从来都要在直肠癌根治术后放置盆腔引流管的。我想的是尽快把老人家打发走，我好放根引流管，心里踏实点。老先生下去休息了。我又继续手术，放了盆腔引流管，准备关腹。

突然，我学生跑进来，说希尔德先生忘了什么事，又回手术室了！我立刻慌了，要是希尔德先生看到我给病人放了引流管，他会生气的！

"糟糕，我赶紧下去挡住他。你们尽快完成手术。千万不能让他看到我们的引流管！"我脱下手套和手术衣，快步到手术室门口，迎面和希尔德先生撞了个满怀。"您怎么又回来了？"我问。

"我的眼镜落在你们的手术室了。"老先生说。

"是这个？给您！"我把他落下的眼镜交给他。

"病人怎么样？我再看看！"老先生还要进手术间。

"没事没事了，已经关完腹部伤口了！不用看了！"我说。我真怕他看到引流管。

老先生听我这么一说，也就不再坚持了。希尔德先生是第一次给中国同行介绍著名的 TME 手术。这次手术转播让中国外科医生亲眼目睹希尔德先生的风采，亲耳聆听他的讲座。

全直肠系膜切除术（TME）是外科治疗直肠癌的标准手术。无论是美国 NCCN 临床指南，欧洲的结直肠肿瘤治疗指南，还是我们国家卫生健康委的中国结直肠癌诊疗规范，都把 TME 作为直肠癌外科的标准手术。直肠系膜是指包绕在直肠周围的脏层腹膜和壁层腹膜之间的所有脂肪结缔组织，包括直肠前筋膜、直肠后筋膜、脂肪结缔组织、盆腔自主神经、直肠周围淋巴结。

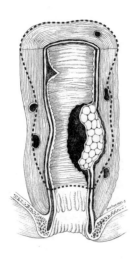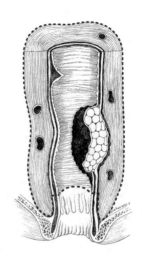

全直肠系膜切除术示意图

左图是传统的直肠癌手术，由于没有认识到直肠的应用解剖学，手术时没有走到真正的 Holly 平面（神圣平面），会有残余的淋巴结被留下，造成日后的肿瘤复发。右图是 Bill Heald 先生提出的直肠系膜完整切除术式，从根本上改变了外科医生对直肠解剖的认知，找到了正确的解剖层面，显著地降低了直肠癌的局部复发率。

参考文献

1. KNOL J, KELLER DS. Total Mesorectal Excision Technique-Past, Present, and Future[J]. Clinics in colon

and rectal surgery, 2020, 33: 134-143.

2. HEALD RJ. The 'Holy Plane' of rectal surgery[J]. Journal of the Royal Society of Medicine, 1988, 81: 503-508.

3. HEALD RJ. A Surgical Plane: Now 'Holy' In 4 Specialties[J]. Diseases of the colon and rectum, 2018, 61: 1003-1009.

一句话口袋书

全直肠切除术（TME）是直肠癌的标准外科手术。

6

敏感神经

　　我在做直肠癌手术的时候，经常被问到，是否可以保留盆腔的植物神经。特别是一些男性病人。20世纪末，我带着这个问题查阅了文献，我们国家关于直肠癌盆腔自主神经保留的解剖学研究的报道并不多，实际上临床医生做骨盆神经的研究没有看到文献报道。于是，我想做这方面的研究。我爸爸是一个泌尿外科医生，我和他讨论，如果我们做直肠癌手术，我们应该怎么保留骨盆的神经？爸爸从一个学院派老医生的角度，告诉我说，你应该自己去解剖室在尸体上找答案。自从研究生毕业以来，我没有再进过医学院的解剖室。于是，我通过爸爸的关系，找到了我们医科大学的解剖学系X教授。

　　X教授和爸爸是一个时代的老师。他的主要专业是解剖学。按理说，和爸爸的专业没有什么交集，但是由于都是一个医科大学的老师，又是同个时期，彼此都认识。爸爸和我说，"文革"期间，要组织知识分子下乡，接受贫下中农再教育。医生更是遵循毛主席的"6.26"指示，一起到密云从事医疗工作。X老师虽然是学习解剖的，但是当时的领导让他们也和医院的医生们一起到农村给贫下中农服务。学习解剖的也算是医生吧。领导们就把这些教人体解剖的老师分到外科大夫的医疗队里混合编队。他们对解剖很熟悉，外科嘛，其实就是解剖！大概当时的逻辑就是这样。

爸爸和我说，他们在农村，当时的医疗条件真的不好。"我们在老乡的炕头上给病人做手术。你知道吗，什么条件都没有，我们自己带的手术包，但是没有什么无影灯和麻醉机。针刺麻醉，打着手电筒当做手术照明灯！"

"那病人能挺过手术吗？关键是无菌怎么保证呢？"我问。在我看来，这样的条件怎么可能给人手术？

"就是这个条件，病人很危重，你必须救这个病人。"爸爸说。

"一次，我们遇到一个阑尾炎的病人，爸爸想，这个手术解剖老师最擅长，因为他们经常给学生上解剖课。我们就让解剖学的 X 教授和我一起上这个手术。可是，我打开肚子，一堆肠子就鼓出来了。因为麻醉效果不够理想，病人的腹肌紧张，没有肌松，腹腔内的肠子一下子涌出来，这对我们外科医生很习以为常，可是解剖老师很少见过这阵势，因为是阑尾切除，我们不可能做太大的切口。我还逗老 X，"解剖学家，阑尾在哪呢？我找不到啊！"，X 老师当真了，急得满头大汗，嘴里还一边抱怨："这个手术和我们看的尸体解剖怎么不一样啊！颜色太红了，我找不到结肠带！"

爸爸给我讲到这儿，"呵呵"地笑出声。

"我诚心逗他呢！其实我有点难为他们解剖老师，因为他们一直和尸体打交道，根本没有怎么在新鲜尸体上做过解剖，况且，新鲜尸体和活体也完全是两码事！"爸爸说，"我难为他了。后来我们很快完成了这例阑尾切除术。"

通过爸爸的介绍，我和我的研究生一起来到了解剖室。见到了 X 老师。我说明来意，X 老师和我说："正好前一段我们的研究生课，有几个骨盆局解标本，我们已经做完解剖教学了。就在箱子里，你们可以用。不过现在是寒假，解剖室没有供暖，你们可能比较辛苦。要穿暖点儿。"

我和 M 同学走进了局解室。这个教室挺大，四个解剖台，天气正值一月份，天寒地冻。一进解剖室就有一股浓浓的福尔马林的味道。福尔马林液就是通常用来保存尸体、避免尸体腐烂的液体。天气太冷了，我们带着白大衣，本来想将自己厚厚的外衣脱掉，发现根本不行。太冷了！于是我们只好换了较薄一点的棉服，把白大衣套在外面。小 M 大夫和我戴上手套，发现我们的手指冻得不行，有点不听使唤。我们一张一张地翻看解剖书，在尸体标本上把骨盆相关的神经解剖出来。为了确定神经解剖的走行，我们请来 X 教授给我们指导，老教授穿着厚厚的大衣走进我们的解剖室，看到我们俩冻得红红的面颊，有点感动。

"现在还有临床医生这么拼来做解剖学，真的让我很受感动！"

在 X 教授的指导下，我们完成了骨盆自主神经的解剖研究，一共解剖了六具尸体，得出了骨盆自主神经的走行、分布以及临床特征的研究。虽然辛苦，但是苦中有乐，我们从这种解剖学的探索中学习到了许多东西，在 X 教授严谨、专业的指导下，我们完成了国内外科医生撰写的第一篇关于骨盆神经的专业论文《直肠癌根治术中保留骨盆自主神经的神经解剖学基础及临床意义》。

早在 TME 理念被提出以前，外科医生关注的重点在于延长直肠癌患者术后的生存时间以及降低局部复发率，而盆腔自主神经功能的损伤被认为是直肠癌根治术中无法避免的。1982 年，希尔德教授推广的 TME 使没有远处转移的直肠癌患者整体 5 年生存率超过了 80%，并将 5 年局部复发率降至 3.7%。越来越多的外科医生将关注的焦点从仅仅根除肿瘤转向将治愈与提高患者术后生活质量相结合。

自 19 世纪末瓦尔代尔（Waldeyer）和哈曼（Harman）详细地描述了盆腔自主神经功能的解剖及其与直肠的关系以来，外科医生在实施直肠癌手术中很难避免损伤盆腔自主神经，而这些神经损伤后会影响到病人的排尿、勃起、射精等功能，给患者生活造成困扰。然而，无论是迈尔斯提出的经腹会阴切除术还是迪克森提出的直肠低位前切除术都未提及盆腔自主神经功能的保留。1942 年琼斯（Jones）在经腹会阴切除术后性功能障碍的报道中，提出了大约 95% 的男性直肠癌患者术后勃起功能受损，他认为：如果要为病人做直肠癌根治性手术，这种损伤是无可避免的[1]。

1973 年，美国李（Lee）等人[2]对盆腔自主神经进行了详细的解剖学描述，并且建议实施保留神经的肠癌手术。在当时，直肠癌术后排尿功能障碍及性功能障碍的发生率分别约为39%和76%，而就是在那个时候，日本横滨的土屋和欧吉率先提出了直肠癌手术自主神经保留手术。1982年TME被推广后，美国恩克（Enker）等人在1991年将TME与盆腔自主神经功能保留手术相结合，在不影响患者生存时间的情况下，使90%的患者保留了完整的排尿以及性功能[3]。我们自己的外科团队也于2000年在国内率先开展盆腔自主神经功能解剖及其临床意义的研究，为盆腔自主神经功能保留手术在我国的顺利开展打下了坚实的基础[4]。

与直肠癌根治相关的骨盆自主神经的保留大概就是两条神经：下腹神经——主要负责男性的射精过程。如果这个神经在手术中受到损伤，病人就会出现射精感觉，但是没有精液射出。骨盆内脏神经分布在直肠的两侧，主要是在骨盆的深处。这个神经的损伤，会引发男性阴茎的勃起功能障碍，就是通常说的ED。对低位直肠癌的手术来说，应该重点保护这两条神经。这个手术因此得名"保留盆腔植物神经的直肠癌根治术"。

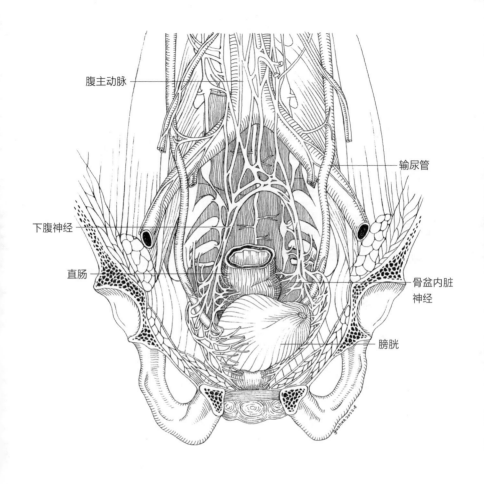

腹主动脉

输尿管

下腹神经

直肠

骨盆内脏
神经

膀胱

保留骨盆自主神经的直肠癌根治术

与直肠癌手术相关的骨盆神经，需要保护。包括，下腹神经——位于第五腰椎的前面，分为左侧和右侧下腹神经，较为粗大，主要功能是负责男性的射精功能。还有就是骨盆内脏神经——起自骶骨2、3、4骶前孔，发出后沿骨盆侧壁行走，主要是负责男性阴茎的勃起。

参考文献

1. HAVENGA K, ENKER WE. Autonomic nerve preserving total mesorectal excision[J]. The Surgical clinics of North America, 2002, 82: 1009-1018.

2. LEE JF, MAURER VM, BLOCK GE. Anatomic relations of pelvic autonomic nerves to pelvic operations[J]. Archives of surgery, 1973, 107: 324-328.

3. ENKER WE, THALER HT, CRANOR ML, et al. Total mesorectal excision in the operative treatment of carcinoma of the rectum[J]. Journal of the American College of Surgeons, 1995, 181: 335-346.

4. 顾晋，马朝来，夏家骝，等. 直肠癌根治术中保留骨盆自主神经的神经解剖学基础及临床意义 [J]. 中华外科杂志，2000, 38: 128-130.

一句话口袋书

直肠癌的手术中，应该注意保护病人的两条神经：下腹神经——负责射精的，损伤了会出现射精功能障碍。第二条是骨盆内脏神经——损伤了会出现勃起功能障碍。

永不放弃

B先生罹患直肠癌，由于局部晚期，病情严重，已经看了许多医院的医生，均拒绝收他住院。起初他已经放弃了，但是，他老婆坚决不干。于是，又到我的门诊。安安和我说，"老师，这个病人挺惨的，我看他身体有点支持不住，就让他先看了。他的号排得挺靠后的。"

"好啊，让他进来吧。"我说。

这是一个五十多岁的男病人，由他老婆搀扶走进我诊室。只见他骨瘦如柴，说话也没有力气。我让他坐下来，他说，"大夫，我坐不下，我的病就在肛门部位，大夫。"他说这几句话，就显得有气无力。

"大夫，我替他说吧，我是他老婆。他一年前在别的医院做了直肠癌手术。肛门部分愈合得不太好，这半年肿瘤长得太快了，我眼瞅着肛门部就肿起来了。还有臭味！特别臭，真的。腐败的味儿，我们的屋里都没法待！"他老婆说。"大夫，我都不能和他们一起吃饭，我坐在这儿，屋里臭烘烘的。大家真没胃口吃饭啊。我不能眼看着家人没法正常的生活啊！你说，我这个病到底能不能看？如果不能手术，我就算了。我都五十多岁了，不能给他们添累赘啊！"说着说着，病人有点激动了。

"大夫，您别听他的，我们一定尽全力给他治！"他妻子坚决地说。我给他做了检查，肿瘤真的太大了，这样大的肿瘤手术难度很大，可能要切除骶骨，可能还要切除泌尿系统的膀胱。手术风险也很大，当然还有一点是花费也不小啊。

"您要考虑好！这个病人的手术非常大，也十分困难。一定要做的话，可能要切除骶骨。花费也可能高，有的费用医保不一定给报销。"我说。

"大夫，您别考虑这些，我就是要给他治病，您知道，我有两个孩子，我要一个完整的家，我要孩子有爸爸！"他妻子说到这儿，伤心地哭了。

"大夫，您救救他吧，我们去了许多医院，都说就您能做这个手术！你这儿我们是最后一站了！"妻子说着，要给我跪下，安安上去扶她起来，说，"您快起来，不能这样！"

"大夫，我和您说实话，我有两个孩子，大的明年考大学，小的还上小学。我是工人，55 岁退休，就这一点退休金，孩子要上大学，您知道这花费很大，我这个病好多医院都说治不好，您要说治不好，我不受罪了！您看我这一天到晚，全靠我媳妇儿伺候，我太拖累他们了。让我快点死了算了！"病人说着，一直在摇头，"大夫，我真的不想活了，这个病整的我坐也坐不下，每天臭气熏天的，我觉得我就像是瘟神，活着有啥意思呢？"病人说。

我分析了病情以后，决定给他手术。我们的手术做得很大，我把骨科一起请上台，术中发现肿瘤侵犯骶骨、膀胱，我们做了全盆脏器切除术。这是我们外科盆腔手术最大的一种，需要多学科联合。同时，我们还要邀请整形外科的手术医生，把切除肿瘤以后造成的会阴局部巨大缺损修补上。手术进行了整整一天。手术结束后，我手捧着巨大的肿瘤给他妻子看，他妻子用手捂着嘴一边看一边哭，而且是开心地哭！她似乎从这个手术标本，看到家庭未来的希望。

手术恢复得还是顺利的，他的妻子陪他来复查，妻子说，"现在我们一家能坐在一起吃饭了！"

有些局部晚期的直肠癌，由于肿瘤巨大，可能侵犯后面的骶骨，直肠的前方在男性可以侵犯前列腺和精囊腺，女性则容易侵犯子宫和双侧输卵管，还有就是阴道，甚至可以发生卵巢转移。临床上我们一般对病人的状况做全面细致的分析，因为现在是多学科综合治疗的时代，只要没有远隔转移，局部转移复发的直肠肿瘤，需要多学科进行联合评估，只要能够达到R0切除（完整切除肿瘤，且显微镜下切缘没有肿瘤残留），就是有正常的组织切缘的话，我们可以进行多学科联合手术，切除骶骨、膀胱、女性子宫和阴道。从现在的技术能力来看，我国少数的重点医院可以开展联合骶骨切除，但是，手术的风险仍然很高，并发症的发生率也相对较高。今天看来可以完成的联合骶骨切除也是经历了近两百年的发展、几代外科医生的不懈努力才方得始终。联合骶骨切除的直肠癌扩大根治术本身就是盆腔外科发展的真实写照。

事实上，实施联合骶骨切除的先辈们最开始并不是因为直肠癌累及骶骨。当时仅仅是为了切除高位直肠癌。1739年吉恩·法赫特（Jean Faget）为了治疗直肠癌穿孔的后遗症——双侧坐骨直肠脓肿——意外进行了第一次经会阴切除术[1]，直到1826年雅克·李斯凡斯（Jacques Lisfrance）才对一例不复杂的直肠癌进行了第一次经会阴切除，但也仅切除了几厘米远端直肠。受消毒以及抗感染技术的限制，经腹部的手术常常导致患者腹膜炎而死亡，因而经腹手术通常被医生视为禁忌。

1892年《柳叶刀》杂志上是这样描述高位直肠癌的："所

有的乙状结肠下段癌和上段直肠癌都被外科医生视为禁忌证，因为它们在解剖学上难以接近。所有类似患者的手术都将被放弃，因为没有希望成功地手术切除肿瘤，即便实施了这类手术，大多数患者也会在几个月后死亡，死亡才是解除他们令人厌恶的状况的唯一途径。"为了能够有广阔的手术视野，从而通过手术治疗高位直肠癌，1874 年瑞士外科医生西奥多·克歇尔（Theodor Kocher，1841—1917）引入了通过切除尾骨和部分骶骨暴露高位直肠癌并进行切除术的方法。1884 年，经保罗·克拉斯克（Paul Kraske，1851—1930）改进后形成了 Kraske 手术（经骶尾部入路的直肠手术）[2]。

克拉斯克医生有两例直乙交界处的肠癌病人，肿瘤位置比较高，克拉斯克医生通过对腹部施加强大的压力，成功地将肿瘤推向直肠方向，但是也只能触摸到肿瘤下缘；这在当时被认为是完全不可手术的。然而，患者病情严重，病人苦不堪言，克拉斯克医生于心不忍，还是决定为他们做手术。克拉斯克医生打开腹膜，仍然看不见肿瘤，只能通过手指去松动肿瘤，并且广泛地切开会阴，甚至切除了尾骨，在克拉斯克医生巨大的努力下，肿瘤被切除，但在两次手术中都有大量失血。最终，两名患者术后均死于肺炎和腹膜炎。克拉斯克医生开始对自己的手术进行反思：由于肿瘤位置很深，控制出血十分困难，那是不是可以从侧面而不是从下面解剖去接近肿瘤，并创造一个更好的进入直肠上部的入路？由于看起来不可能通过剖腹手术来实现，于是克拉斯克医生想到了经尾骨和骶骨入路。

克拉斯克医生首先在尸体上进行了尝试，他惊讶地发现，通过从骶骨左侧切开臀大肌和提肛肌，可以很容易地游离上段直肠。在尸体上经过多次尝试后，克拉斯克医生决定在病人身上开展这一手术。第一位病人是一位 47 岁的女性，主要症状为大便带血及黏液两年，直肠指检可以触及距肛门口 4～5cm 的环状溃疡合并狭窄，但是无法触及肿瘤上端。在阴道检查中，可以触摸到肿瘤；肿瘤在后方与骶骨粘连。1884 年 12 月 10 日，克拉斯克医生为这个病人做了手术，首先使患者处于右侧卧位，将切口处的骶骨切除，然后换成截石位，切除肛门，在保留肛门外括约肌的情况下游离肿瘤，随后切除肿瘤，缝合肠管，清理创口，放置引流管。这个患者术后恢复很快，第 5 天排出大量大便，术后 5 周出院，创口恢复得很好。第二位病人是一位 37 岁的护林员，近两年时间里经常出现大便带血和黏液，肛门有下坠感，就诊前体重下降很多。检查发现肿瘤位于距肛缘 12～15cm 的直肠，肿瘤呈环状生长，并且与周围组织粘连，不可推动。手术在 1884 年 12 月 31 日进行，克拉斯克医生从直肠后方切开，横断骶骨肌腱，切除尾骨和部分骶骨，在距肿瘤下缘 1.5cm 的地方切开直肠，将肿瘤向下拉，切除肿瘤所在肠管，缝合以后放置引流管。患者术后没有不良反应，2 个多月后出院。1885 年，克拉斯克在德国外科学会第十四届大会上作报告，主题便是"经骶骨入路切除直肠癌"，也正是这次的报告让他声名不朽。

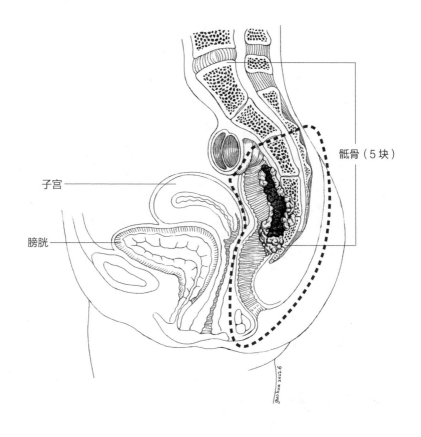

子宫

膀胱

骶骨（5块）

联合骶骨切除的手术

这是盆腔外科较为困难的手术，通常适用于侵及后方骶骨的复发的直肠癌。需要通过外科手术将骶骨、低位直肠、肛门以及周围受到肿瘤侵犯的邻近脏器一起切除。

参考文献

1. LANGE MM, RUTTEN HJ, VAN DE VELDE CJ. One hundred years of curative surgery for rectal cancer: 1908-2008[J]. European journal of surgical oncology: the journal of the European Society of Surgical Oncology and the British Association of Surgical Oncology, 2009, 35: 456-463.

2. Classic articles in colonic and rectal surgery. Paul Kraske 1851-1930[J]. Extirpation of high carcinomas of the large bowel[J]. Diseases of the colon and rectum, 1984, 27: 499-503.

一句话口袋书

直肠侵犯骶骨、膀胱、阴道和子宫，只要没有远隔转移，经过多学科评估后，有可能在多学科的努力下做全盆腔脏器切除。

第七章

『我不是药神』

辅助化疗

　　周五手术的直肠癌小伙恢复得挺顺利。今天是星期天，我照例一早来到病房。我们北大系统的医院都有这样的习惯，确切地说，是一种不成文的规定，也是教学医院的一种传承：无论节日还是假日，早上一定要来看看病人。

　　第一个到病房的安安看见我来了，和我说："十二床的小伙子排气了，他老想吃东西。老师您看怎么办？"

　　"今天是手术后的第几天？"我问安安。

　　"第五天，老师。"

　　"你知道这个病人我们术后应该关注什么吗？"我问安安。

　　"老师，是不是看他的一般状况，体温，脉搏，是否排气...."安安回答我。

　　"我们最应该关注的是什么？"我打断安安的话。

"是不是排气与否？"安安说。

"对，这个病人已经排气了，那我们是否就可以认为他消化道功能恢复了？"

"是啊。"

"你要知道，这个病人以前有肠梗阻，长期禁食，猛然间就开始进食，我们的手术吻合口是比较脆弱的！"我说。

"今天是术后第五天，你知道这个第五天意味着什么吗？"我问。

"老师，我......"安安回答不上来了。

"我告诉你，对于手术后第五天的时间，是吻合口瘘最容易发生的时间。我们一定要警惕。这个病人的肿瘤巨大，长期肠梗阻，肠壁水肿较厉害，我们的吻合口此时非常脆弱，如果马上让病人进食，会很危险的！我们再观察几天！"我解释道。

小伙见到我非常高兴，告诉我，说"饿了"。那语气，像一个玩累了的小孩子，想和父母要吃的了。我很享受这种感觉，尽管我们不是父母，但医者父母心。

几个月前，他来我门诊时，愁眉苦脸，忧心忡忡。我告诉他，"这个病有点复杂，不能马上手术。"

他有点着急。我和他讲了马上手术的利弊。这是一个直肠上段肿瘤，侵及周围脏器。如果直接手术，是切不干净的。要综合治疗。

我问他："吃东西怎样？"

"不敢吃，吃多了肚子胀胀的。"

"可能的原因是肠子有点堵了，像路上的堵车，不一定是因为车多，也可能是因为路太窄了。原因是路上多了个挡道的肿瘤。"

"喔。"

"因此我们要多学科一起讨论，先做化疗及放疗，把肠道（道路）疏通，然后我们再把肿瘤彻底清除。"

他同意了。治疗效果非常好。经过术前的放化疗，肿瘤缩小了，我们上周给他完整地切除了肿瘤。

"大夫，我真的饿了。这是半年来第一次感到饿，主动要吃的了！"小伙说着，脸上露出了笑容。

"半年了，第一次见到你笑！"我逗他。

"是的，大夫我真的很高兴！"小伙说。

"大夫，感谢您。我弟弟半年来真的今天最高兴！"说话的是他的哥哥。哥俩儿长得很像。

"对于你的病，我们手术就是第一次战役，你知道吗？第一次战役我们胜利了。你在等待补给营养。现在开始吃东西是有点为时过早。为什么呢？你看，我们把你的肿瘤切除了，把你的消化道也重新接好了。但是，你想，我们修一条水泥路，是不是要先铺水泥，然后要等水泥干透了，才能在上面走啊？如果我们过早地在上面走，水泥还没有干，那不就把刚铺好的路面破坏了吗？你说对吗？不要急，再等几天，我们可以给你先喝点水，然后让你喝点米汤，再逐渐过渡到正常饮食。因为你的消化道好久没有工作了，一旦大量的食物过来，它是承受不了的！不要太贪心，慢慢来，今后吃饭的日子多着呢！"我和病人做了解释。

　　"哈哈……"病人和他哥哥都开心地笑了。

　　一周后的一个上午，安安不安地到我办公室，说十二床的小伙子在闹情绪。

　　"为什么？"我问。

　　"他听说他自己的手术后病理报告是腺癌，非常紧张，而且听说要做辅助化疗，他不干了！在病房和他哥哥、妈妈吵：'不做化疗。做了化疗，头发都没了，同学们会笑话我的！坚决不做！'"

安安也真着急了，这个小伙子和安安的年纪不相上下，开始和安安关系挺好的。可是当他问安安他的病理结果时，安安这个孩子太老实，也没多想，就直接告诉他了。没想到，病人一下子就情绪失控。

原来，病人的家属一直隐瞒着病人本人，告诉他说是良性的肿瘤，病人以为做完手术就没事了，可以出院回去上学了！没想到自己竟然得了癌症！年纪轻轻就这样得了"不治之症"，情绪严重失控。

"还有一点是他担心他女朋友不再和他交往了！"安安和我说。

"走吧，我去和他说。"我知道，遇到这种问题，安安这样的小医生是预料不到的，而且他们没有这样的经历，不知道如何告诉病人"坏消息"。

"你好，怎么今天不高兴？"我走进病房，和小伙子打个招呼。

"您好。"他头也不抬，情绪非常低落。

"孩子，主任和你说话，你怎么能那么不礼貌？"孩子的妈妈对小伙子说。

"小伙子，你有什么问题可以问我，我告诉你，你的病情我最了解！"我说。

"大夫，我是不是得了不治之症？还要化疗？我快死了吧？我不能再回到学校了？"小伙子抬起头，盯着我问。

"我告诉你，你的肠道里面长了一个肿瘤。我们把这个肿瘤切掉了。你知道，我们切掉的肿瘤挺大，这就是你前一段时间一直不敢吃东西的原因，肿瘤把你的肠子堵死了。我们切掉了肿瘤，在显微镜下要看看，是否切干净了？我们看了，切的还是很干净的！"我说。小伙听了我的话，情绪开始稳定一些了，"既然切干净了，为什么还让我化疗？"小伙子急切地问。"手术是切干净了，但是，我们考虑到你年轻，身体这么好，以后还有大作为，我们得给你上个'双保险'！什么是'双保险呢'？我们给你再用点辅助的化疗，就是口服一些药片，预防性地杀死身体里面我们万一看不见的癌细胞！不用特别久的时间。你懂了吗？"我问小伙子。

"奥，听您说的，我还是不严重的是吧？我还能回学校上学吗？"他有点兴奋了，好像看到了希望。"当然，你化疗完了就可以放心地回学校了！"我说。

"那太好了，我可以回去上学了。那我得的不是不治之症！"他的心情好了许多。"哎，你可以继续和女朋友交往了！"安安在一旁补上一句。"哈哈！"大家都乐了，小伙子有点不好意思。

在大肠癌的治疗过程中，我们普遍了解的是手术治疗、放射治疗和化学治疗。化学治疗就是常说的"化疗"。但是，事实上化疗分为辅助化疗和新辅助化疗。辅助化疗是外科手术以后的病人，我们经过评估，认为有复发风险，就给病人做化疗，这是"辅助"外科手术的，因此称为"辅助化疗"。还有一种是手术前做的化学治疗，起因是一些局部进展期的肿瘤，肿瘤长得比较大，手术预期切除又困难，临床医生往往会术前给病人做一些化学治疗，目的是让肿瘤有所缩小，这样手术时会更容易些，这时候采用的化疗叫"新辅助化疗"。另外，对于一些晚期的肿瘤，没有手术机会了，已经发生远隔转移了，例如肝脏的转移、肺的转移或者骨头的转移，我们采用的化疗就是"姑息化疗"，"姑息"的意思是没有办法的办法。另外化疗还有许多内容要了解：化疗的方案很重要。往往有单药化疗，就是单一药物化疗。还有就是两到三种药物一起使用，叫联合化疗。

通常我们说的化疗都是广谱的，意思是化疗就相当于机关枪扫射，不管好人坏人一起杀。后来有科学研究，发现了更好的武器——精确制导，可以识别好的细胞和坏的肿瘤细胞，我们把这种药物叫做"靶向治疗"，也就是瞄准靶子（肿瘤）的治疗。新近又研究出了免疫治疗，这就是动员自身的免疫细胞杀伤肿瘤。

一句话口袋书

肿瘤的化疗分为术前化疗（新辅助化疗）和手术后的化疗（辅助化疗）。

姑息化疗

　　H是我的朋友，确切地说是我的病人。我们当医生的很多情况下是要和病人保持距离的。不能太亲近，也不能太疏远。我们上医学院的时候，老师们都教导我们："要把病人当亲人。"等我们真正做了医生，医生和患者的关系有时候很紧张，我们的关系就变得微妙了。我们大家共同生活在一个社会里，彼此相见，哪个人没有几个亲朋好友？在一个单位，大家都有一些关系比较好的朋友。不管谁有个病人，相互照顾是非常普遍的。

　　这天，我原来一起工作过的Y大夫给我电话，"嗨，我的担挑儿（就是夫人的妹夫，就是上文中的H病人）是咱们普外的老主任做的直肠癌，现在发现复发了。你给看看，是否还有手术的机会？"Y大夫是我以前工作医院的乳腺科主任，他的亲属得了直肠癌，找了本院的普外主任给做的手术。这个主任是我的师傅，我的好些手术都是和他学的。我师傅做的手术，我可不能随便接啊。"我说老Y，他复发了你应该让老主任看看啊？老主任啥意思呢？"我问。

"主任说，肿瘤原来就位置低，这次复发手术没法做了。让他去放疗！"Y主任说。

"那你就让他去放疗吧，主任都说做不了了！"我说。

"少来！我告诉你，这是我的亲戚，小伙子清华的高材生，这么年轻就放弃，不行啊。我媳妇儿她妹天天找我，一定让我找医生给他治，姐俩每天哭哭啼啼的，我没办法啊！我不管，就找你！"Y主任说。

"你看，师傅都说不能做了，我给做了手术，切下来了，传到师傅耳朵里，让我今后怎么面对师傅？我还怎么在这个圈子里混啊？"我说。

"我不管，你必须得给他收了！要不我和老婆交不了差！"

"好吧，那你让他过来吧！"我只好说。病人过来了我一看，确实是挺困难的。肿瘤复发了，而且靠近肛门，这么年轻，我要手术，就一定不能再保留肛门了。我只好先让病人住院。我师傅现在已经退休，我也顾不上这么多了，好在是在我们这个肿瘤医院（我来首钢医院做院长前，是在肿瘤医院工作）。经过多学科讨论，我们决定先给他进行放射治疗，然后再考虑手术。经过放疗，病灶缩小的不明显，我真的没有退路了，只能下定决心给他手术！

手术进行得非常困难，一般来说，如果我们的病人是第一次手术，手术应该是比较好做的，但是，如果病人做过手术，基本的解剖结构都被第一次手术破坏了，我们很难找到正常的解剖层次，这就是考验我们的临床经验的时候了。由于做过放射治疗，肿瘤组织比较脆，渗血也很厉害。巨大的肿瘤在狭小的骨盆当中，让我们的手术视野非常有限，又没有了正常的解剖结构，肿瘤周边的血管也很丰富，动不动就出血！我作为术者真的很担心，如果手术时间太长，渗血过多，病人的血压就会不稳定，那病人就危险了！我们当外科医生的都知道，越是朋友熟人相托的病人，越是爱出现并发症。这个手术进行的过程中，由于渗血多，麻醉师不时地提醒我，"病人失血不少，您要加快啊，尽管病人年轻，他们配的血也输了三个单位了！"我真的有点着急了，但是我们发现肿瘤的侧方有个肿大的淋巴结，为了清除侧方淋巴结，我们必须跨过淋巴结下面的髂血管，这是一根非常粗大又壁薄的静脉，上面还有许多小的分支静脉。要把肿大的淋巴结从这根脆弱的静脉表面清除掉，难度可想而知。但是，去除了这枚淋巴结，我们的手术就是真正的根治术，我们必须努力！时间一分一秒地过去了，我用电刀小心翼翼地把肿大的淋巴结剥离下来。成功了！我和麻醉师说："我们做完了淋巴结清扫。现在可以关腹了。麻醉师也松了一口气。

"铃……"，手术后的第一个晚上，深夜十二点半，我的手机突然铃声大作。我猛然意识到今天的手术病人有情况。果然，值班医生安安说，"您白天手术的病人盆腔引流液很多，鲜红的。您看怎么办？"我感到情况有点不对劲儿，立刻赶到医院。

深夜的病房非常安静，整个病房只有护士站和抢救室的灯亮着。H躺在病床上，脸色煞白，脉搏有点弱，引流袋里面的引流液是鲜红色的。肯定是盆腔有出血！我判断。

"主任，我们是不是立刻进手术室去止血？"一般来说，手术后的第一天引流管有鲜血，说明病人的手术区域有活动性出血。如果超过400毫升，我们要警惕。如果血压开始下降，脉搏不稳定，则是出现了失血性休克，必须马上进手术室止血。但是这个病人我知道术中就有渗血表现，目前的引流液虽然有 400 多毫升，可血压、脉搏还是稳定的。

"您感觉怎样？"我问。

"就是觉得有点渴，没什么别的感觉。"H 说。

"您别着急，我们再观察一下。"我安慰他说。我让护士把引流袋排空，重新记录引流的量。我们发现，引流带排空再记录时，出血量显著减少了，病人的生命体征也恢复稳定。我们的保守治疗成功了！天快亮了，又是一个忙碌的周五，病人的出血没有再增多，一切向好的方向转变。作为一个外科医师，我们经历了太多这样的夜晚，我们的心情随着病情的发展而跌宕起伏，一个一个不眠之夜，我们就是在这样的历练中逐渐成长！

H 的病理报告出来了，安安拿着病理报告找到我，说："老师，H 的病理出来了，我们真正做到了 R0 切除，侧方的淋巴结也是阳性的。我们的手术达到了根治的目的！我向他的家属及本人都介绍了病理结果，他们家属很高兴！"

通常大肠癌的化疗有辅助化疗和姑息化疗。如果一个病人的大肠癌分期较晚，没有办法根治，我们外科医生会考虑不做手术了，给这个病人推荐到肿瘤内科进行姑息化疗。姑息的意思是得不到根治了。我们的病人或者家属通常会听医生说："我们给您一线化疗，不行的话就上二线、三线。"一线、二线、三线是医生笼统的说法，对应的意思是首选、次选、可选。肿瘤的治疗有一个国际通用的对肿瘤进行分期的标准，就是同一分期的肿瘤，我们可以给他们统一的药物方案，比如，单药治疗，联合化疗，三药化疗等。姑息治疗的一个重要的指标是如果肿瘤治疗效果不理想，我们可以用靶向治疗，还有免疫治疗。如果一个病人没有做手术，出现了无法治愈的情况，我们就考虑用靶向治疗。

一句话口袋书

姑息治疗主要针对有转移的晚期肿瘤。

精准打击

　　S是我的研究生同学，我们学校的内科博士。他的导师非常有名。研究生一起三年，他也喜欢打篮球。我们研究生毕业的时候，正赶上国内出国热，大家只要有点机会，都会想办法出国，没有关系的就去准备考托福，每天忙着处理诸如个人简历、入学申请书等好多文件。S从外地医学院校毕业，考到了低我们一级的硕士研究生。那一段时间，他情绪非常高涨，因为他看上了一名和他一起入学的女生，于是每天昏天黑地地疯狂追求，晚上到宿舍，和我们这些老大哥们汇报他一天的"成果"，无论好消息还是坏消息，都如实地汇报给我们这些"高参"。这条恋爱之路走得起起伏伏，简直是坐上过山车。我们一帮他的狐朋狗友，扎推听他汇报！一会儿，被女生骂了，垂头丧气地耷拉着脑袋，和我们叙述他的"悲惨遭遇"。

一会儿，又兴高采烈地叙述他如何成功得到女同学的"嘉奖"，我们几个年纪稍大些的同学，就把这个 S 的每晚报告当学习之余的"欢乐一刻"。大家给他出各种损招，让他傻乎乎地去实践，有时候碰得头破血流，我们笑得前仰后合！好不容易，他终于把女朋友追到手了。

把女同学娶到手以后，就随大流，准备出国。后来我知道他和妻子一起去了日本，后来又去了美国。时间一晃，几十年过去了，我们一直有联系。这年我们正好要去美国开会，会议地点就在他们住的旧金山。我和我的一个博士生一起去，这个博士生也特别爱打篮球。去美国以前，我就和 S 约定，我们在旧金山一起打一次球。他多次和我吹嘘，他们活动的篮球场有多棒！

到了机场，我同学 S 来接我，大家相见，我们是老朋友，没什么虚情假意的寒暄，老同学没有必要。我一见到他就直接先问他，"球场安排好了吗？"他说，"没问题，你放心吧！"

会议期间。我们的日程安排得挺紧，这天正好是周末，S 请我们吃饭，计划得特别缜密，吃完饭我们一起去打球。喜欢打球的人都知道，如果我们安排了打球，大家就非常期待，整个晚饭都吃的有点仓促，因为大家二十多年没见了，要再在一起打球，真是很期待！我学生更是篮球铁杆球迷，我们来美以前就做好了这次旅行要打球的准备，要带哪双篮球鞋？哪双鞋能显示我们也是"专业的！"，美国可是NBA的老家，我们来这儿不能丢中国人的脸啊。我特意带了一双乔八，是我最专业的一双鞋了！我们打球者有个原则——"输技术也不能输装备"！来美之前做了功课，考虑了旧金山的季节特征，温度等因素，热身时穿哪套球衣？还有必要的护具啥的，考虑十分周到。我和学生为了打这场球赛，篮球装备就占了箱子的一大半！妻子在帮我准备行李的时候发现我带了好多球衣，问我："你去开个会，带那么多球衣干什么？""我和S约好了，要去旧金山他们的球场打场球！"我说。

　　和我一起出国的学生也是我们学校篮球队的主力中锋，身高1.9米。听说这次去美国开会，还要打球，十分兴奋。为了准备打球的装备，和我电话商量了好几次。会议间歇，S按照和我们事先反复沟通的计划，在那个周六下午见面。他们一家先请我和学生一起吃饭，然后带我们一起和他们的球队会合，共同开启我们的旧金山篮球之夜！晚饭在一个球场附近的中餐馆，是自助餐。我和S

同学虽然好久没见，但是一起用餐也都聊的是一起打球的事儿，因为后面安排了打球，晚餐进行的非常快，S的妻子感觉我们几个晚饭吃得有点仓促，好像大家都心不在焉的！"我怎么感觉你们这顿饭吃的慌慌的，不就是打个球吗？你们至于吗？你看看你们，好像在应付事啊！着什么急啊，没事的，大家慢慢吃，S你别让大家着急啊！"S的妻子在一边说着。

吃完饭，S的妻子开车带我们一起去球场，我们都很期待，激动人心的球赛就要开始了！因为要打球，我们都不敢吃得太饱。球场到了！这是一个区域运动中心，球场并没有我想的那么大，但是人气很旺，有一块场地是打篮球的场地，看上去也就是两个篮球场大的地方。让我吃惊的是，这个球场上正在进行一场排球赛！我们完全懵了，S兴高采烈地和我们走进球场，看到场地上正在进行排球赛，也是一头雾水。他愣住了，"你们别急，我去看看！"他有点紧张了，跑步到体育馆办公室去交涉。一会儿，S垂头丧气的回来了。"哎呀兄弟，真的对不起！是我把时间搞错了，我和他们约定的是周六，他们听成了本月六号！就是明天晚上！今天打不成了！"

我和学生真有点受不了这个打击！从来美国前，我们就反复一起研究我们的会议安排，找到一个最合适的时间，精心设计、精心安排！带了充足的装备，装了半个箱子！信心满满的就是为了这场球！刚才吃饭都没有心思！"啥情况啊？你小子简直和当年一样没谱啊！我们哥俩千里迢迢的来打这场球，装了半个箱子的装备，你告诉我球打不成了？"我火冒三丈，这个家伙完全是当年的样子，简直就没有变！办事极其不靠谱！气死我了！

S的妻子见我们大家一起垂头丧气地走出体育馆，非常吃惊。"怎么回事？怎么不打了？"S和她妻子说了缘由。他妻子指着S鼻子就一通大骂，"你干的什么事儿？你说说，就这么点事儿，你就办不利索，耽误大家的时间，关键是浪费人家的感情啊！一顿饭也没吃好，好好的一个周末就叫你给毁了！"

S曾经在日本获得了博士学位，现在转行做了临床抗肿瘤药物研发。妻子在美国的大学实验室做研究工作。但是，S极其怀念做医生的感觉。他经常和我说，一做梦就梦到穿着白大衣在医院里面查房！说明他的潜意识里还是对他曾经当内科医生的这份职业充满留恋和回味。我经常问他，为什么不回去重新到医院做医生？他说不可能了，家里妻子不同意，只好在这儿坚持做和肿瘤相关的靶向药物。

现在要和大家说说大肠癌的分子靶向治疗。传统的化疗药物在杀伤肿瘤细胞的同时也会无差别地杀伤人体内的正常细胞，比如头皮毛囊细胞，造成脱发，可谓是"伤敌一千，自损八百"。就像机关枪扫射，部分好人坏人一起杀。早在20世纪初，保罗·埃利希（Paul Ehrlich，1854—1915）就提出了"魔法弹头"的概念[1]，即药物直接作用于其预定的细胞结构靶点，理论上，靶向药物应该能有效地攻击肿瘤细胞而对健康组织无害。理想很美好但现实却很残酷，由于恶性肿瘤的发病机制是多基因突变、多因素参与、多步骤演变的，加上每位癌症患者体内基因改变情况都有所不同，靶向药物的研发以及疗效均受到很大程度的限制。即便如此，科学家也并未放弃。1984年，研究人员发现表皮生长因子受体对细胞生长调控的特性；1989年，人血管内皮生长因子被成功纯化与鉴定[2]。结直肠癌靶向治疗中最重要的两个靶向治疗药物西妥昔单抗及贝伐珠单抗便是由此而来。

说起靶向治疗的历史，就不得不提到我国的王振义院士[3]。王振义院士出身于上海一个书香门第，自小成绩优异。在他进入大学前，他的祖母因为疾病意外去世，这让他感受到当时我国医疗资源的薄弱。思考很久，他决定学习医学，希望自己学成之后，可以救下更多的病人，让他们不用过早接受天人永隔的痛苦。

　　1948年，王振义院士从震旦大学医学院（今上海交通大学医学院）博士毕业后，便开始了血液疾病的研究。当时急性早幼粒细胞白血病是白血病中最凶险、病情恶化最快、病死率最高的一种，90%的病人将在半年内死亡，最快的只要三天。王振义院士一腔热情投身白血病的治疗，但现实是病人一个个离他远去，这让他倍受打击。1980年，王振义院士去国外开会听闻硫杂脯氨酸可以使肿瘤细胞逆转。受此启发，回国后，王振义院士便着手开始研究，但效果并不理想。通过阅读文献，王振义院士发现13-顺维甲酸可以使肿瘤细胞向正常细胞逆转，但是当时国内并没有13-顺维甲酸，需从国外进口且价格昂贵。于是，王振义院士将目光投向了同为维甲酸类的治疗皮肤疾病的药物——全反式维甲酸。体外试验发现，急性早幼粒细胞白血病细胞在全反式维甲酸作用下，能够奇迹般地"改邪归正"，这让王振义院士团队十分兴奋。但是，想要将全反式维甲酸运用于病人身上，存在着很多困难。首先，全反式维甲酸从未用于治疗白血病，对这种药的效果，大家还不是很清楚；其次，全反式维甲酸这种药的毒副作用比较大，用这种新药治疗一个风险很大的白血病患者，医生会面临很大的风险。王振义院士力排众议，全反式维甲酸才得以运用于白血病患者。

　　1986年，上海市儿童医院收治了一名5岁的白血病患者小君，她面色惨白、神情虚弱，生命危在旦夕。经检查，她患的正是最凶险的急性早幼粒细胞白血病。主管医生给小君运用了当时的常规化疗方案，经过一个星期的治疗，效果非但不理想，还出现了并发症。无路可走的小君父母内心充满了绝望，王振义院士于心不忍，将自己正在做的全反式维甲酸的试验告诉了小君父母。小君父母又如抓住了一根救命稻草，苦苦哀求王振义院士救救他们的女儿。在口服了一周的全反式维甲酸后，小君病情真的出现了转机，情况越来越好，并最终痊愈！

全反式维甲酸一直被大多数人当作第一个靶向治疗癌症的例子，然而这其中也有争议，因为目前癌症患者常用的那些靶向药通常是先发现一个在癌症发生发展中起关键作用的靶点，然后针对这个靶点而研发出相应的药物，而尽管全反式维甲酸联合化疗是急性早幼粒细胞白血病的标准治疗方法，它的作用靶点至今尚未明确。

靶向治疗发展历程中具有里程碑意义的事件之一是甲磺酸伊马替尼（格列卫）的研发[4]，也就是电影《我不是药神》中的抗癌"神药"。格列卫结构相对简单，但具有"理想"靶向药物的所有必需因素，格列卫治疗费城染色体阳性的慢性髓性白血病时，90%患者可以实现血液学缓解。此外，格列卫也可用于治疗胃肠道间质瘤和嗜酸性粒细胞增多综合征。

100多年前，人们对肿瘤的认识受限，认为癌细胞就是一种或者少数几种，只不过到了肺，变异转变成了肺癌；到了大肠，变异转变成了大肠癌；与机体自身的组织细胞关系不大。期间，也有科学家提出肿瘤是自身组织细胞产生的，但苦于技术原因，无法找到证据。

事情在染色体"压片法"出现后有了转机。1923年，美国细胞遗传学家佩因特（Painter）使用压片法发现正常人有48条染色体。现在我们都知道正常人体共23对46条染色体。而佩因特的错误却统治了长达32年的时间，直到1955年圣诞假期的一个寒冷、寂静的深夜。瑞典隆德大学的一间实验室里，蒋有兴在显微镜下观察人类胚胎细胞的染色体时，数出了他自己都难以置信的数字——46。与隆德大学遗传所所长莱文（Levan）进行了更加细致的观察后，蒋有兴在他新拍摄的人类细胞染色体照片的左下角标注上实验观察结果："1955年12月22日，凌晨2点，观察到人类细胞含有46条染色体。"这时，蒋有兴就已经意识到这个数字将会彻底改变人类细胞遗传学的历史进程。

在这一基础上，彼得·诺威尔（Peter Nowell）在一次对慢性粒细胞白血病样本观察中意外发现慢性粒细胞白血病患者22号染色体长度不一致（正常人体有23对染色体，每对染色体有两条，正常情况下，除性染色体外，每对染色体中的两条染色体是一样长的）。在对另外几例慢性粒细胞白血病患者染色体的观察中得到同样的结果后，他立即意识到，慢性粒细胞白血病很可能是由于遗传变异引起的！由于这一发现是在美国费城（philadelphia）发现的，所以后来人们将这一异常染色体命名为费城染色体。但是，诺威尔仅仅发现了这一异常，却始终没有找到费城染色体出现的原因。

珍妮特·罗利（Janet Rowley, 1925—2013）[5] 1925 年 4 月 5 日出生在纽约市，她的父母都毕业于芝加哥大学。从小接受良好教育的罗利高中毕业以后被加州大学录取。23 岁时，罗利从加州大学医学院毕业，并进入了美国公共卫生服务海洋医院工作。一次去牛津大学学习中，罗利学到了新开发的染色体分析技术。1962 年，当她回到芝加哥时，便开始研究白血病患者的染色体。一个实验台、一台显微镜以及一小笔薪水，十年如一日。1970 年再次去到牛津大学学习，这次罗利学到了新的荧光染色技术，这对于区分各种染色体具有相当大的帮助。1972 年春天，罗利坐在自己家餐桌旁，用手术剪从拍摄的染色体照片中剪下每条染色体，然后小心翼翼地将它们成对排列。她注意到一名急性髓系白血病患者的染色体有两个异常：8 号和 21 号染色体似乎进行了交换，一条 21 号染色体的底部已经断裂并且移到了一条 8 号染色体的底部，而那条 8 号染色体的底部已经移到了那条 21 号染色体的底部。在对其他急性髓系白血病患者的染色体进行观察后，这一发现得到了证实。去图书馆查阅相关资料后，罗利惊讶地发现文献中没有报道。同年，罗利注意到患有另一种白血病，即慢性粒细胞白血病的患者有不同的染色体易位。一条 22 号染色体的底部已被交换为一条 9 号染色体的底部，也就是我们前面提到的费城染色体。

那么，费城染色体是如何导致慢性粒细胞白血病的发生呢？

1983年杰拉德·格罗斯维尔德（Gerard Grosveld）发现9号染色体上的c-abl癌症基因转移到了22号染色体上。巧合的是，22号染色体断裂的部位有个bcr基因，染色体融合后这两个基因结合成了新的基因——bcr-abl。这个融合的基因会编码一种蛋白质，1990年乔治·戴利（George Daley）发现将这种蛋白质注射到小鼠体内后，小鼠竟然患上了白血病！后来发现，这个bcr-abl蛋白其实是一种酪氨酸激酶的活化形式，它在细胞内胡乱地发信号，导制细胞异常增殖。至此，慢性粒细胞白血病发病原因真相大白。

既然目标已经明确了，那么治疗慢性粒细胞白血病的当务之急就是抑制这个突变蛋白。可是，正常人体也需要酪氨酸激酶，怎么才能抑制这个突变蛋白而不影响其他具有相似功能的蛋白呢？这一过程就像是锁匠配钥匙，不断地改变钥匙的形状，然后试着开锁，不合适的话就重新打磨，直到这把钥匙只能开这一把锁。这一过程并不是一帆风顺的，已经筛选出在体外细胞实验中有效的药物，但考虑到开发这一药物使之成为供人类使用的临床药物需要进一步的动物试验和临床试验，预计将耗资1～2亿美元，而美国每年仅有几千名患者受慢性粒细胞白血病折磨，花费上亿美元只能造福数千人，这让制药巨头诺华公司犹豫不决。最终诺华公司还是决定合成少量抑制剂给差不多100人使用，令人难以置信的是，这个药的疗效将近100%，用奇迹来形容也不为过。进行广泛大面积的测试后，诺华公司向美国食品药品监督管理局提交了报告："为了全世界白血病人的生命，请求快速批准伊马替尼！"2001年，美国食品药品监督管理局破例加快伊马替尼的审批，仅仅过了10周，2期临床测试后美国食品药品监督管理局就火速批准了这个药物，最终上市后的商品名：格列卫！

格列卫不仅为慢性粒细胞白血病带来了希望，也为癌症治疗推开了新的一扇门，证明分子靶向治疗癌症是可能的！

参考文献

1. STREBHARDT K, ULLRICH A. Paul Ehrlich's magic bullet concept: 100 years of progress[J]. Nature reviews Cancer, 2008, 8: 473-480.

2. FERRARA N, HENZEL WJ. Pituitary follicular cells secrete a novel heparin-binding growth factor specific for vascular endothelial cells[J]. Biochemical and biophysical research communications, 1989, 161: 851-858.

3. 吴志菲. 医学像大海　看病是考试——记国家最高科学技术奖获得者、"癌症诱导分化之父"王振义[J]. 今日科技, 2011, 2: 34-37.

4. CHABNER BA, ROBERTS TG, JR. Timeline: Chemotherapy and the war on cancer[J]. Nature reviews Cancer, 2005, 5: 65-72.

5. GOLLIN SM, RESHMI SC. Janet Davison Rowley, M.D. (1925–2013) [J]. American journal of human genetics, 2014, 94: 805–808.

一句话口袋书

靶向治疗能实现精准打击，但是适应证有一定的选择性。多数情况下需配合化疗。

第八章

无形的战争

战前动员

"顾大夫，您还认识我吗？我是老刘。二十年前，您给我做的手术。"

我当然记得。这个病人对我来说简直是刻骨铭心！但是他现在的样子和当初完全不同。

老刘是好人！真的！二十多年前，我在医院当副主任医师。当时我们的医生分四个组。我自己带一组。您知道，外科大夫能自己带一组那是不容易的事情！我能带一组就意味着我可以决定病人的手术。所有的手术都是我主刀！科主任可以不上我们的手术。老刘是我带组的第一个直肠癌患者，也是我独立做的直肠癌手术。虽然在一个科室，各医疗组的医生们都彼此较着劲儿，要确保不出并发症或少出并发症。大家比着看谁的手术时间短，效果好。如果你做的手术后发生并发症比较多，主任就会收回你的带组的权利。

老刘的病情有点复杂。他抽烟很厉害，也经常喝点酒。当年来急诊的时候他被诊断为急性肠梗阻，肚子胀得很厉害。我们检查以后初步诊断是直肠癌导致的急性肠梗阻，需要急诊手术！我作为医疗组长，当即拍板：立刻手术！

老刘的自身条件不太好，消瘦，皮肤黝黑，长期吸烟又有较为严重的糖尿病。由于梗阻时间长，一直不能进食。身体很虚弱，水电解质紊乱。由于梗阻，经常并发腹痛，他被疾病折磨得很痛苦，一看到我就说，"大夫，快给我做手术吧。我太难受了！"老刘是一个退休工人，在工厂工作的时候是劳动模范、技术能手，属于没有学历的技术行家，为人忠厚老实。这次住院，要不是妻子逼他来看病，他还在家里扛着呢，原因是怕给组织上增加负担。这次住院，也是他老伴儿陪着他。

手术进行得挺顺利，但是由于他长期肠梗阻，肠壁水肿得厉害。"老师，我们肿瘤切下来，还吻合肠管吗？"助手问我。通常我们做急诊的肠梗阻时，如果梗阻时间较长的话，一般会先做个造瘘，然后二期等到肠管水肿消失了，大约三个月以后再做二次手术吻合肠管。我作为外科手术的组长，在手术台上的决策至关重要，我决定，采用术中肠道盥洗的方法，让肠道清洁，然后做一期吻合。我主要考虑老刘的一般情况不太好，经济上也不富裕，要承受第二次手术，花费也不菲，争取一次解决！

后来的事着实让我始料不及！老刘术后第五天开始发烧，接连就是腹痛。我看了病人的情况，觉得可能是吻合口瘘！当时我们就有点紧张了。老刘的腹腔引流也是每天400多毫升。眼看着老刘的病情再次加重，是由于手术的并发症！一般出现这种情况，病人和家属都会有很多抱怨。

老刘看到我们很焦急，还安慰我："小顾大夫，我的病有变化？我自己有糖尿病，可能就是愈合慢，不急，我能忍！"

"爸，您这个手术就是他们没做好，我找他们主任去！"老刘的女儿看到父亲的病情如此严重，非常着急，吵着要我们尽快解决！家属的态度不好，我们组的医生更加紧张，可是老刘的身体状况并不好，再手术的风险经过我们的评估认为风险太大。考虑到现在腹膜炎的情况并不严重，还是可以保守的。

于是，我们还是决定暂时保守治疗。我和老刘当面谈了我们的决定。

老刘的女儿不干了，"你们的手术就是做坏了！我们要和你们讨个说法！"

刚刚开始带组的我，听到这个说法，脑袋一下子觉得"嗡嗡"的。对于一个刚刚开始带组的主诊医师，第一个直肠癌就出了这么大的纠纷，我急得睡不着吃不下，每天守在老刘的床前，看那个引流袋有多少引流液。老刘看到我真的尽心尽力，又看到他女儿对我的态度，他发火了，狠狠地批评了他女儿。女儿觉得委屈，"爸爸，你怎么站在大夫那边了？我们是为您好啊！是他们没做好手术，他们就是要负责！"

老刘说，"我的手术是不顺利，但你想想，他们做医生的，谁不愿意把手术做好？你没看见小顾大夫每天往我这跑，天天给我换药？我们要有良心，他真的尽心了！"老刘说。

"顾大夫，你们不容易。你别看我是个普通工人，我是讲道理的！不会怨你们的！我在工厂里是八级工，我知道手术和我们车工一样，要一点一点地不断学习，才能不出错，谁都可能犯错误，没事的，别听我女儿的，她有点着急！"

老刘的话让我十分感动。我们给他换了三个星期的药，吻合口瘘终于闭合了！老刘高兴了，没有第二次手术。出院的时候还给我们送了锦旗。全组的医生们都特别感谢老刘对我们的理解和包容。

眼前的老刘好像胖了许多，满面红光，挺精神的。"顾大夫，我从二十多年以前您给我做手术后，恢复得挺好的，可是近来又觉得有点便血。我到医院检查，他们说我的直肠癌又复发了。您说，都二十多年了，怎么可能又复发呢？"老刘说。

"我看看检查报告，来我给您检查一下。"我说。

"好的，顾大夫，您没怎么变，和二十多年前一样！我一直关注您的消息，电视上经常看见您，得知您是人大代表，我都觉得骄傲！"老刘说。

经过检查，我能确定老刘的直肠癌的确复发了，肿瘤还不小。我们要先给他做术前的治疗：主要是术前放疗加上化疗。老刘欣然同意，他说，我的生命都是您给的，要不是二十多年前您给我做手术，我人早就没了。我全听您的。

对于复发的直肠癌和局部进展期直肠癌的治疗，一般都要对肿瘤进行术前分期。只要肿瘤侵犯到第三层（通常我们的肠壁分成四层），按照国际上的规范，我们应该让病人接受术前的新辅助放化疗。

自 19 世纪末伦琴发现 X 线、居里夫妇发现镭以及 20 世纪 40 年代亚历山大等人发现氮芥等药物可治疗恶性肿瘤以来，放疗和化疗便在恶性肿瘤的治疗中发挥着重要的作用。但是，很长一段时间内，放疗、化疗以及手术治疗都是作为各自独立的治疗方式存在，只有当一种治疗方式未达到令人满意的效果甚至无效时，医生们才会考虑另一种治疗方式。即便有一些医生意识到可以将多种治疗方式联合，但是这种简单地依靠经验叠加多手段治疗措施，可能给患者带来的并不是疗效的提高，反而会因副作用的叠加使患者生活质量下降甚至生存期缩短。我们都知道，如今恶性肿瘤的治疗主要是以手术、放疗、化疗这三大治疗手段为基础的综合治疗。放化疗根据治疗时间又可以分为两大类，手术前的放化疗称为新辅助放化疗（新辅助治疗），而手术后的放化疗称为辅助放化疗。事实上，放疗首次用于直肠癌的治疗便是以新辅助放疗的形式出现[1]。

1913年10月10日，一位73岁的男性被发现直肠有一肿物，呈现典型的环状生长。于是他找到了平奇（Pinch）医生。平奇医生在肿瘤部位连续5天使用6小时镭照射治疗。11月7日，平奇医生发现，这个病人在经过了镭照射治疗后，无论是用眼睛看还是用手指摸，都没有发现原来位于直肠的肿瘤，原来肿瘤的部位只剩下一个完整的瘢痕组织环。1914年2月3日，由于放疗后患者的直肠发生狭窄，平奇医生为他做了结肠造口术。同年4月1日，平奇为患者实施手术，经会阴将狭窄部分瘢痕切除且保留了肛门括约肌。按照我们现在的标准，这个病人很有可能达到了"完全缓解"，但是由于评估的手段有限，当时人们所关注的只是放疗在治疗肿瘤方面有效果，而没有认识到它能够使部分患者免于手术。

尽管20世纪中后期有许多关于直肠癌术前放疗的研究，但并未证明术前放疗能够提高患者的生存时间，并且在一些试验中发现：术前放疗与病人术后死亡率增加有关。直到 1997 年，瑞典直肠癌研究组首次证实了术前放疗在直肠癌患者总体生存率中的明显优势[2]。术前放疗（5 次共 25Gy）后手术组共纳入了 553 名患者，有 58% 的患者生存时间超过了 5 年，并且 5 年内只有 63 名患者局部出现了复发。而与之相对照的直接手术组共有 557 名患者，其中只有 48% 的患者活过了 5 年，而且，有 150 名患者在这 5 年里肿瘤出现了复发。

化疗药物出现以来，在实体肿瘤如大肠癌中，通常用于晚期不可手术的患者，这大大限制了化疗的发展，也使化疗没有发挥其最大作用。1982 年弗雷根据几项临床试验提出了新辅助化疗的概念[3]，即在术前给予化疗药物治疗以达到早期治疗微转移灶或者使原发灶缩小从而更好地进行手术治疗的目的。

放疗与化疗联合在化疗药物出现后就开始了，但那时只是简单的时间上的联合，即在放射治疗以后给予辅助化疗。然而，由于化疗药物有限以及放疗、化疗副作用的叠加，限制了放化疗联合的应用[4]。随着化疗药物的发展以及放疗设备的改进，目前放化疗联合在大肠癌的治疗中很常见。

新辅助放化疗自诞生起，因其在直肠癌治疗中的优势，研究人员始终乐此不疲地对其进行研究。新辅助放化疗的优点包括[5]：首先，术前肿瘤对放疗敏感，治疗效果优于术后放疗；其次，新辅助放化疗可以降低肿瘤的分期，提高肿瘤的 R0 切除率和肛门括约肌保留率；再次，新辅助放化疗后，肿瘤组织出现不同程度的坏死和纤维化，大大降低了手术中肿瘤细胞脱落、扩散和种植的概率，减少了局部复发；最后，新辅助放疗可使腹部器官对放射反应和急性毒性反应达到最小，大部分患者能以良好的耐受性完成放疗的治疗剂量。

新辅助放化疗也有它的缺点，对于放化疗不敏感的肿瘤，新辅助放化疗可能会延迟手术切除的机会，导致肿瘤在此期间发展；另外，术前放疗增加了手术难度，尤其是短期大剂量分割放疗。在手术的时候，接受放疗后的肿瘤及周围组织仍处于炎症状态，表现为充血水肿，可增加术中出血。术前长期放疗后，组织纤维化，肿瘤与周围结构紧密黏附，增加了手术分离的难度，也增加了包括吻合口瘘和会阴伤口裂开在内的术后并发症的发生。

根据国家卫生健康委《中国结直肠癌诊疗规范（2020 版）》，在结肠癌中，对于初始无法手术切除的结肠癌，需要进行术前的化疗或者化疗联合靶向治疗，必要时可考虑局部放疗。而对于局部晚期直肠癌，则建议先行新辅助放化疗。近些年，一种局部晚期直肠癌的 TNT 治疗模式引起医务人员广泛关注。所谓 TNT 即 Total Neoadjuvant Therapy（全程新辅助治疗）。具体而言就是在局部晚期直肠癌的治疗中，将更多或全部的术后辅助性化疗前移到手术前来进行的治疗模式。这种模式的提出主要是为了解决患者术后化疗依从性差等问题（很多患者由于担心化疗毒性等各种原因并未按照医生的推荐进行术后化疗）。但是目前这种模式的效果仍然存在争议。

参考文献

1. SYMONDS CJ. Cancer of Rectum; Excision after application of Radium[J]. Proceedings of the Royal Society of Medicine, 1914, 7: 152.

2. CEDERMARK B, DAHLBERG M, GLIMELIUS B, et al. Improved survival with preoperative radiotherapy in resectable rectal cancer[J]. The New England journal of medicine, 1997, 336: 980−987.

3. FREI E, 3RD. Clinical cancer research: an embattled species[J]. Cancer, 1982, 50: 1979−1992.

4. TUBIANA M. The combination of radiotherapy and chemotherapy: a review[J]. International journal of radiation biology, 1989, 55: 497−511.

5. LI Y, WANG J, MA X, et al. A Review of Neoadjuvant Chemoradiotherapy for Locally Advanced Rectal Cancer[J]. International journal of biological sciences, 2016, 12: 1022−1031.

一句话口袋书

局部进展期直肠癌的治疗，包括了术前的新辅助放化疗。新辅助放化疗可显著降低局部复发率。

2.

等待观察

　　这个病人男性，三十多岁。人长得很周正，瘦瘦的，皮肤很白。看上去有一种很高傲的感觉。从衣着上看，干净整洁，头发梳的一尘不染，像是个公务员，一股盛气凌人的样子。安安叫了他的名字，他进到我诊室，旁若无人地径直走到我的诊台前，我还没来得及说"您坐下"，他就已经坐下来了。

　　"您是顾大夫吧？我来自内蒙古，我在政府部门工作。内蒙的医生说我得了直肠癌，要戴粪兜了。我觉得不可能！再说了，即使得了直肠癌我也不能戴粪兜！"说起来，有点愤愤不平的意思。安安他们看着这个比他们大不了几岁的年轻人，说话如此直言不讳，而且有点盛气凌人的样子，非常不以为然。

　　"您把您的检查资料拿出来给我们看看。"安安说。

　　"给你看？我是看专家的！"这个病人显得很

不在意安安他们这些小大夫，好像自己是重要人物，你们小医生算什么？

"我看看你的资料吧。"我觉得这个年轻人有点情商不太高啊。

"您看吧！"年轻人把自己的片子和检查单都拿出来了。站在他旁边的一个女士，显然是病人的妻子，见老公这个态度，就帮忙打圆场："你们别在意，他生病了脾气很不好！"

"你少废话，要不你出去！"这个年轻人开始发飙了。愤愤地冲他妻子说。

"好好，我不说了。"妻子无奈地说。

我看了他的临床检查资料，认为他的肿瘤在低位直肠，如果不做放化疗的话，单纯手术切除肯定保不了肛门，真得戴粪兜了。于是我建议他去做放化疗。病人听了我的建议后，说："大夫，我做放化疗，还能上班吗？"我说，"最好不上班。放化疗对身体伤害挺严重的。但是有的人反应不那么重的，也有去一直工作的。"年轻人听了我的意见，决定回当地做放化疗。

三个月后，他又来到我的门诊。安安看见又是他，很不以为然，对他的态度也不太好。"大夫，我做了放化疗后，感觉排便好多了。您不知道，我一直在上班！而且我感觉好像病灶没了，因为我排便完全恢复正常了。您给我检查一下吧！"可能是因为自我感觉病灶有改善，病人的态度有很大改变，好像也没有先前那么盛气凌人了。

我给他做了肛门指诊。安安领他到检查室，他对待安安的态度也有所改观，还和安安聊了几句。经过检查，我觉得放疗的效果非常明显，我和他说："恭喜你啊，小伙子！经过放化疗后，我发现你的病灶已经全部消失了！"我说。"真的？您再说一遍？我的肿瘤没有了？那真是太好了。您真是神医啊！"小伙子激动得跳了起来，来不及提起裤子就要和我握手。我的手还戴着手套呢。他有点手足无措了，高兴地和他妻子说，"我的病好了！"穿好衣服，我也洗了手，他一把抓住我的手，高兴得说不出话了！

"不过，您还不要高兴得太早，我们还要通过磁共振检查确认一下，并对您的情况做全面的评估。"

"好的，好的，我一定全面配合！"小伙子开始话多起来！

"大夫，还有几位小大夫，你们别介意，我开始的态度太不好了。我是基层的公务员，我在自治区政府工作。我也是学霸呢，像您的学生们一样。"他指着安安和几个同学。

"我毕业于985大学，公招考到自治区政府。我现在已经是副处级了。我的同事们不服我，经常和我吵，抱团儿和我对着干！我当然不让了！"小伙子说。

"他在单位就是少年得志，得罪好多人！"他妻子说。

"真的，我在单位特嚣张！"小伙子说。

"我得直肠癌，他们知道了特开心，我就是要和他们斗！当地医院说我这个病不能保肛，要戴粪兜。我坚决不肯，我不能让他们看我的笑话！我要到北京，找最好的大夫给我治！我找到了！我听了您的指示，今天我的病灶没了！气死他们！"小伙儿很开心，觉得像打了一场胜仗！

"顾医生，您劝劝他，他就是这样，骄傲得很，眼里谁也看不起！已经吃了好多亏了，都怨他这个狗脾气！"小伙子的妻子，见他老公今天格外开心，就斗胆批评他几句。这个妻子长得很漂亮，身材也很好。非常有气质的那种，看得出来，小伙子一定是有很多地方吸引她。

"小伙子，我真的要说你几句：我相信你非常优秀，也非常有才能。但是，你想过没有，为什么你得了这个病？"听了我这句话，正在兴奋中的小伙子，愣住了，他立刻问我，"大夫，您说为什么是我得这个病？"

"你在政府工作，有很多同事，你和谁都处不好关系，每天开心吗？你和别人较劲儿每天高兴吗？肿瘤和情绪有关，和身体的免疫力有关。尽管你年轻，但是如果你每天都不开心，每天都在想着和别人斗争，你能把工作做好么？就拿看病这个过程来说，你一进来，就有一股傲气，你看不起所有和你同龄的人。你觉得你最棒！你看看你身后的这几位，都是北大的高材生，地区的状元，都是学霸。但是，他们都非常谦虚，谨慎。并没有像你，盛气凌人，况且，你来这里是'求医'，你知道什么是'求医'吗？求医来自唐朝的刘禹锡《上杜司徒书》：疾者思愈，必呻而求医。'求'是什么意思？是恳请，求助的意思。你看你，一进门，盛气凌人的样子，如果你是医生，我这样找你看病，你会怎么想？这是'求医'的样子吗？如果人家到政府找你办事，盛气凌人的样子，你会怎么对待人家呢？小伙子，天外有天，山外有山，不要太自负，尊重别人就是尊重自己。你作为行政人员，要进步，要升迁，没有群众基础你怎么升？我们的治疗把你身体的病治好了，但是，你内心的'病'还得你自己治啊！"我给他讲讲道理，从内心讲，我觉得这个小伙子是挺优秀的，只要改了坏脾气，学会做人，是可塑之才。

"顾大夫，您讲得太好了！我们的局长也经常批评我，和您说的一样，我一定改！"小伙子说，"你们几个监督我！"他对我的学生们说，表情多了许多友善，完全没有来时的傲气了。因为他没有想到，面前几个不起眼的小医生，都是北大的高材生，都比他强百倍啊！他有点自愧不如，感叹自己是"井底之蛙"，这个世界真是"天外有天"啊。

磁共振检查结果出来了，这个病人的肿瘤病灶真的消失了。我们专业的话就是"完全缓解"！小伙子看到了这个结果，冲上来和我拥抱，我没有思想准备，吓了一跳。他太开心了！我让他每两个月来复查。他忙点头说，"我坚决按照您的意见行事！您放心！"

对于直肠癌的术前放化疗，有20%的局部进展期直肠癌经过放化疗后会出现完全缓解。意思是肿瘤完全消失了。通常遇到这种情况，我们会给病人两个选择，一个是继续接受手术，另外一个就是"等待观察"。什么是"等待观察"呢？首先是不再做外科手术了。等待的意思是不手术，观察看看肿瘤是否会再长出来。这种"等待观察"的方法最先来自巴西的安吉莉塔·哈布尔伽马（Angelita Habr-Gama）医生团队的临床研究。

巴西哈布尔伽马团队自 1991 年起开始在新辅助治疗后达到临床完全缓解（cCR）的直肠癌患者中实行"等待观察"策略。

哈布尔伽马教授[1]出生于巴西马拉诺岛，她的哥哥在她 7 岁时因急性阑尾炎并发症去世，随后她便跟随家人搬到了圣保罗。虽然她的父母希望她成为一名教师，但年轻的哈布尔伽马决心成为一名医生。她努力学习并进入了著名的圣保罗大学医学院。哈布尔伽马在医学院的第六年面临着选择内科还是外科的问题，在手术中当助手时经常被上级医师表扬的她决心选择外科作为自己的职业。尽管遴选委员会始终试图说服她选择内科，并称手术是男性的领域，但她仍然没有被吓倒，反而以第一名的成绩成为了普外科一名住院医师。1960 年，哈布尔伽马在聆听了国际结肠直肠病学大会上著名的伦敦圣马克医院外科医生的演讲后，申请去圣马克医院学习。然而，同样由于是一名女性，圣马克医院拒绝了她。但是她并未放弃，再次申请。或许是这份毅力打动了圣马克医院，哈布尔伽马的申请被圣马克医院接受了。学成归来的哈布尔伽马将结肠镜检查引入巴西，成立了巴西结直肠癌预防协会。当然，最为人所知的也最重要的，是她首先提出了直肠癌新辅助放化疗后完全缓解病人采取"等待观察"策略，这种策略也改变了直肠癌治疗的规范。

哈布尔伽马及其团队成员认为直肠癌在接受新辅助放化疗后，外科手术切除标本中未检测到残留癌细胞的情况下，让患者承担具有风险的直肠癌手术，使部分患者因此终生通过造口排便，这似乎是不合理的。在圣保罗大学的小组内进行了艰难的讨论后，决定对有临床证据（包括直肠指检和直肠镜检查）显示原发肿瘤消失的患者不再进行手术。这个做法遭到很多巴西国内外同行的反对。但是，在接受新辅助放化疗后的直肠组织内如果没有检测到癌细胞的情况下，避免这种手术似乎符合患者的最佳利益。在获得当地伦理委员会的批准后，许多在新辅助放化疗后达到临床完全缓解（cCR）的患者开始接受这种不立即手术的方法，这种方法很快就流行起来[2]。

"等待观察"策略指的是对保留肛门括约肌（保肛）有困难的低位直肠癌患者，新辅助治疗后达到临床完全缓解以后，不再实施手术，而是选择定期复查的策略。临床完全缓解的判断标准[3]包括了直肠指诊没有触及肿物；肠镜没有看见肿瘤残留；盆腔核磁仅见纤维化，而未见残存肿瘤或者淋巴结；血清 CEA 正常。同时满足以上 4 个条件的患者可以不做手术，每 1～2 个月随访，持续 1～2 年。事实上，有 20%～30% 接受新辅助放化疗的患者可以达到临床完全缓解，这部分患者相对而言是幸运的。但是，如何从直肠癌患者中筛选出这部分有效的患者始终困扰着研究人员，关于这方面的基础与临床研究也在如火如荼地进行着。

参考文献

1. TORRES OJ, BARRETO SG. Inspirational Women in Surgery: Professor Angelita Habr-Gama, MD, PhD, Colorectal Surgeon, Brazil[J]. World Journal of Surgery, 2022, 46: 469-470.

2. PEREZ RO, HABR-GAMA A. Putting down the scalpel in rectal cancer management – a historical perspective[J]. Colorectal disease: the official journal of the Association of Coloproctology of Great Britain and Ireland, 2018, 20: 12-15.

3. 中华人民共和国国家卫生健康委员会. 中国结直肠癌诊疗规范(2020版). 中华消化外科杂志, 2020, 6: 563-588.

一句话口袋书

新辅助放化疗后达到临床完全缓解的患者可以选择等待观察策略，避免手术。

第九章

天堑变通途

1.

器官礼赞

2022年1月7日，美国马里兰大学医学中心的外科医生历时8小时，为一名57岁男性心脏病患者移植了经过基因修饰的猪的心脏，这是全球首例成功将猪来源心脏移植到人体的手术。

这个消息使我想起1992年，三十年前，我到法国斯特拉斯堡大学医学院附属医院外科学习器官移植的经历，Philip Wolf教授带我做的临床试验就是异种移植。

什么是异种移植？说白了，就是我们把和我们不同种类的动物的器官移植给我们人类。那显而易见，如果我们把一个人的脏器移植给另一个人，就是同种移植了！

1992年，器官移植还一直在实验阶段。

异种移植最大的问题是我们的身体排斥来自动物的器官。特别是我们的免疫系统，犹如揉不进沙子的眼睛！那么，我们就要研究如何让人类适应外部进来的器官。

　　我当时的任务是用牛的血液体外灌注猩猩的肾脏。哪里去找牛的血液？只有一个地方，就是屠宰场。于是，老师帮我们联系好了，让我和法国同事Yann一起去屠宰场取实验用的牛血。

　　第一次进屠宰场，到处是血腥味，一头头被宰杀的牛被倒挂在流水线上，我开始想，屠宰场的师傅一定是领我们到一个大的桶前，把刚宰好的留下来的牛血分给我们一些就行了。没想到啊，那个法国大叔把我直接领到了另一个车间。

　　这是一个更大的车间，手腕粗的栏杆，里面一头一头肥硕的牛慢慢地被拉着往前走，我注意到，它们的腿上都被连上了一根铁链。我被眼前的景象吓到了，这是真宰啊！我不希望看到这个血腥的场面。但是我真的没有听到动物们挣扎的哀嚎，一切好像很安静。

　　我看着一头巨大的牛被赶上一个高处的固定架，它的头被固定了，我想象的是应该有一个屠夫上前举着大刀，砍向牛脖子。我简直不敢看了，但是，让我惊讶的是，血腥的事情并没有发生。在这头被铁栏杆固定住头的牛的正面，一个师傅拿了一只手枪样的器械，对着牛的太阳穴"啪"的一枪，声音也不大，老牛立刻四肢瘫软，倒了下去。我看的心惊胆战！只见这时，绑在牛腿上的铁链子收紧了，硕大的牛身体被头朝下地吊了起来，一个工人用无比锋利的尖刀割破牛的颈部血管，顿时血流如注，我都看傻了。那个工人冲我喊，"Vien ici!(过来，该你了！)"这时候牛的血流得差不多了，伤口原来血流如注，现在往外喷的血柱小很多，我拿起小桶，走近即将离世的大牛，顾不上害怕，接了满满一桶血，那血是热的，我不敢看那头牛的眼睛。"CA va ca va"(行了行了)"。法国屠夫不耐烦地冲我喊。我也巴不得尽快离开这个血腥的地方，可以想象，当时那个紧张的小大夫落荒而逃的样子。我提着满满一桶牛血，在旁边的小房间做前期处理。虽然离开了那个血腥的场面，心还是砰砰地跳！"那头牛一定很恨我！"我自己内心这么想。

第三天，我们要做猩猩的取肾手术了。上手术前，我去动物房看看那个大猩猩。我是第一次这么近距离看到大猩猩。出于好奇，我向它挥挥手。它很骄傲地看着我，没有任何表情。因为一直被关在动物房，它的心情一定不太好。我也没敢多待，就上楼去手术室做准备了。我们的任务是把猩猩的一个肾脏取出来，然后用牛的血进行灌注。手术前，我又一次见到了那个大猩猩，它已经被固定在手术台上，麻醉开始前，它显得非常虚弱，因为要把它拖上来，要先给些浅麻醉。手术进行得挺顺利，我们把猩猩的一个肾脏取了出来。我的导师是泌尿科医生，做完了肾切除，剩下的事我们来处理。我负责关肚子（伤口），猩猩毛很重，缝多好看也看不到！做完手术，我回到宿舍。妻子正在为我做饭，我和她讲了今天的手术，以及昨天的取血经过。她说，"那老牛和猩猩一定很记恨你！"

"老牛没关系了，也许已经在谁家的餐桌上了。况且，我取血的时候，它已经没有意识了。就算有也记不清谁取的它的血了。"我这样说。

"那个猩猩可还是活着呢吧？它可是明明白白地记得你啊！你小心点吧！"妻子这么说，我觉得有点后背发凉。"好在这个猩猩被关在动物房里。只要没有八级地震等突发事件，我觉得它跑不出来！再说它也不知道我住哪儿啊！"我这样自我安慰着。

"唉，我带你去看看那个可怜的猩猩，和它当面道个歉如何？"我说。

"我可不去，本来它不认识我，也不会咬我，万一它跑出来，也就是追你一人。要是它知道我和你是一伙的，我也危险了！"妻子说道。

夏夜的斯特拉斯堡，微风拂面，空气新鲜。我们来到做实验的实验楼。晚饭过后，大家都回家了。

楼里显得空空荡荡。实验室是在地下一层。一道一道的铁门，我有门禁，我和妻子一起来到地下室。这里很少有人来，动物房也在这儿。我开门的声音，让里面有了动静。走廊黑呼呼的，没有开灯。我打开灯，准备打开通往动物房的最后一道门。一阵微风吹过，透过试验室的铁纱窗，发出"哗哗"的声响。加上门口洗手池的水龙头似乎没有关紧，也传出"滴滴"的水珠砸在铁板上的声音。这个节奏感很强的声音，和四周黑洞洞的走廊，显得有点瘆人。妻子紧紧抓住我的手，我们俩好像是恐怖片的主角，走进了危险的迷宫。伴随着周围的声响，似乎在下一秒，将有什么不详的事情发生……

我们打开门，迎面是一个金属的铁笼。今天手术的猩猩就躺在那里，显得有些虚弱。我打开灯，那个猩猩一下子认出了我，"腾"地一下子站起来，双手，不对，是前爪一把抓住铁栏杆，眼中充满了愤怒，仇恨！呼吸也一下子变得急促，我甚至能够听到它发出"呼呼"的声音。正可谓"仇人相见，分外眼红！"我和妻子下意识地后退了几步。好在有栏杆，我知道它不会伤及到我们。"不怕！"我故作镇静，用双手把妻子拢在身后，特别英勇的那种，好让妻子感觉我此时临危不惧。其实我心里还是有点紧张。

我真委屈啊，主刀的不是我，是我老板啊！我想和猩猩解释一下，我只是个小留学生，根本不是你们国家的人。我也只是在手术台上拉拉钩，做手术的是我师傅啊！"对对，就是那个金黄头发的胖胖的老头儿！"我这么想，猩猩要是真懂了，一定会放过我的。

说到器官移植，大家一定会觉得我们的脏器受到肿瘤的侵蚀，我们干脆把受肿瘤侵犯的器官去掉，换上一个新的器官不就行了吗？人类把其他人的器官移植到我们自己身体里真的能解决肿瘤的问题吗？其实，器官移植远没有我们想象的那么简单。我们的古人就曾经想过，用器官移植来替代受疾病侵袭的人体器官。我们前面讲的许多外科故事，都是从西方医学的起源，200多年前的十八世纪欧洲或美洲开始。但是，说到器官移植，我们的老祖宗也有相应记载——《列子·汤问》中关于扁鹊换心的故事流传甚广。说是有一天，鲁国的公扈和赵国的齐婴患了病，一起去请求名医扁鹊治疗。扁鹊对他们说："公扈志强而气弱，所以善于谋虑，但缺乏决断。齐婴则志弱而气强，因此缺乏谋虑而过于专断。如果把你俩的心换一下，那你们俩的病就都医好了。"于是，扁鹊就给他们俩人灌下药酒，使他们昏迷，接着剖开胸膛，取出心脏，互相置换；然后再给他们服用一种神奇的药。两人醒来以后就像以前一样健康。俩人告别扁鹊，各自回家。然而，公扈走到了齐婴的家里，齐婴的妻子儿女不认他；同样的，齐婴去到了公扈的家里，公扈的妻子儿女也不认他。结果这两户人家便相互争吵起来，一起找到扁鹊，扁鹊说明了事情的缘由，两家的争吵才平息。

从现代医学的角度不难判断这个故事是虚构的，但它却体现了在那个战乱频繁、百姓苦不堪言的时代，我国古代的医者，希望通过外科手术，来救死扶伤的理想。

现代器官移植技术的起源[1]可以追溯到16世纪塔利亚科齐（Tagliacozzi）开展的皮肤移植手术，他将一位做鼻部皮肤重建手术患者的手臂和鼻子切口固定在一起，让皮肤长在一起，待皮肤愈合后再切开分离。此后几个世纪里，由于外科手术技术（抗感染、麻醉等）的限制，器官移植技术并未获得实质性的发展。直到1902年奥地利外科医生乌尔曼（Ullmann）使用血管套接法成功地将一只实验用犬的肾脏自体移植到它的脖子上，并且肾脏存活了5天。同年，亚历克西斯·卡雷尔（Alexis Carrel）开发了用于血管吻合的"三角测量技术"，可以解决血管缝合后的出血及血栓问题。随后，他便开始对甲状腺、心脏以及肾脏等脏器的供血动脉做移植实验，然而，由于当时科学界对免疫排斥反应并不了解，他的研究进展严重受限。

1943年，经过多年的观察，梅达瓦（Medawar）和吉布森（Gibson）首次描述了器官移植排斥反应的免疫学因素[2]。他们发现，来自捐赠者的第二个移植物比第一个被排斥得更快，他们认为这是因为器官移植受者在第一个移植物进入到人体后，移植进来的器官和受体间血管接通后，受体的体内产生了针对外来器官的免疫力（抗拒外来器官的力量，也叫免疫排斥）。既然器官移植失败主要是因为免疫排斥反应，那么是不是可以通过抑制免疫反应让移植进来的器官在受体内存活呢？沿着这一设想，1954年，比林汉姆（Billingham）和梅达瓦发现，可的松（糖皮质激素，可以抑制免疫）的应用可以延长移植物的存活时间。1976年，德莱弗斯（Dreyfuss）发现了免疫抑制药物环孢霉素 A。由于扁鹊换心的故事流传甚广，1987 年在华盛顿召开的第二届环孢素 A 会议将扁鹊像作为会徽使用。

目前与晚期肿瘤患者相关的器官移植主要是肝移植，肝移植技术的发展源自 1955 年[3]。韦尔奇（Welch）第一个提出将肝移植作为一种治疗终末期肝脏疾病患者的手段，经过多位外科医生的努力，1963 年，世界上第一例肝移植手术诞生了。1963 年 3月 1 日斯塔齐尔（Starzl）等人为一位 3 岁先天性胆道闭锁（注：先天原因，新生儿发育异常，分泌胆汁的管道是闭锁的，即输送胆汁到肠道的管道不通了。患儿会出现黄疸，肝衰竭。）的男童做了肝移植手术，术后使用了免疫抑制剂，可不幸的是，患者因凝血功能障碍以及失血过多在手术中死亡。同年，斯塔齐尔还做了两例肝移植手术，尽管患者分别在移植后 22 天及 7.5 天去世，但这无疑是个伟大的尝试，也说明肝移植手术在人体中是可行的。

器官移植发展至今天已经挽救了很多患有晚期脏器衰竭疾病患者的生命，为了移植的器官能够尽可能地存活，目前临床上的移植均是同种移植（人）。然而，在法律和伦理的约束下，器官的来源始终是一个巨大的问题。科学家们从 20 世纪初便将目光投向了异种移植（比如将猪心移植给人）。1905 年，法国的普林斯托（Princeteau）进行了世界第一例异种器官移植手术，他将兔肾移植入肾功能衰竭的患儿体内，但 16 天后由于排斥反应患儿去世。2022 年初，一条新闻轰动医学界：2022 年 1 月 7 日，马里兰大学医学院为一名晚期心脏病患者换上了转基因猪心，这是世界上首例猪心移植患者，尽管手术很成功，但患者还是在 3 月 8 日去世了。每一个疯狂的梦想都有可能因转化为现实而触手可及，但这其中需要一代代人不懈地努力，异种移植还有很长的路需要走。

我们的人体，有一整套完整的保护体系。任何外来的东西，进到我们的人体后，都将第一时间被我们的免疫系统发现。我们的免疫系统就是我们的"皇家卫队"，保护我们的身体不被外来的侵犯所攻击。例如我们移植了一个肾脏到我们的体内，身体的免疫系统就会发现，然后就会动员我们的免疫细胞去攻击这个器官。于是，就发生了器官"排斥"，是我们的身体排斥外来的器官。如何让我们的外来器官常驻在我们的身体里呢？就是要"抗排斥"，就是服用抗排斥的药物。也就是免疫抑制药物。但是问题来了，如果我们的免疫系统受到了抑制，身体里的癌细胞就高兴了，没有人管他，潜伏的肿瘤细胞开始活跃，就导致了肿瘤的复发！所以，对于肿瘤病人来说，受到肿瘤侵犯的器官，一般来说，通过切除并移植新的器官这种做法很少奏效。因为，现代科技目前还达不到一个既能够抑制排斥，又不会损伤免疫系统导致肿瘤复发的诊疗平衡点。所以，真正让移植器官取代发生肿瘤的器官是不现实的。只有很少一部分肿瘤病人能够从器官移植手术中获益。

参考文献

1. DANGOOR JY, HAKIM DN, SINGH RP, et al. Transplantation: a brief history[J]. Experimental and clinical transplantation: official journal of the Middle East Society for Organ Transplantation, 2015, 13: 1-5.

2. GIBSON T, MEDAWAR PB. The fate of skin homografts in man[J]. Journal of anatomy, 1943, 77: 299-310.

3. MEIRELLES JÚNIOR RF, SALVALAGGIO P, REZENDE MB, et al. Liver transplantation: history, outcomes and perspectives[J]. Einstein (Sao Paulo, Brazil), 2015, 13: 149-152.

一句话口袋书

器官移植不能广泛应用于替代发生肿瘤的器官和组织。

还我尊严

节日刚过，病人还不是很多，但是过了正月十五，门诊就开始人多了。早上，急急忙忙把病房的事情处理完，赶紧往门诊赶。楼道里已经挤满了人。我感觉到今天又是一个忙碌的日子。我的门诊是每周一。常常是人最多的一个上午。许多病人是从外地赶来的，通常一部分病人是夜里来排队挂号的。

医生还没有到，楼道里的椅子早已被病人和家属占满，许多人站着等候。每当我轻轻推开诊室门，走进诊室的时候，都会有病人轻声地说："看，就是他，这个是主任"，一些熟悉的老病人会和我主动打招呼。

我进了诊室，打开电脑，电脑显示今天的门诊已经有40多个病人。一起看门诊的安安告诉我，一会儿还会多的。一天的工作就这样开始了。

许多的病人是从外地来的，操着各种口音，有时候很难懂。安安通过电子呼叫器，招呼每一个病人按次序进到诊室，安安干活非常利落，有心的他还总结出一系列和我出诊的"诀窍"，并传授给刚来的青年医师。

"你来干什么？你妈妈不是已经住院了吗？有什么事到病房说好吗？顾大夫这么多病人，你就别来添乱了。"安安对诊室门口的人说。

我抬头看了看，是一个年轻人，二十多岁，一脸真诚地站在诊室门口，非要进来。我的诊室不大，加上两个病人和家属已经是非常拥挤了。

"安大夫，我挂号了！"那个小伙子拿着一个号，对安安说。

"你几号？"

"14号。"

"那好吧，你进来吧。"安安看到这个小伙子挂了号，没有办法，只好让他进来。

这种情况时有发生，因为一些家属在陪床过程中也害怕自己生病，就趁陪床间隙也顺便来检查一下。

"顾主任，我妈妈是您的病人，她已经住院了。"

"他妈妈是14床，已经收了。"安安说。

我抬头看了看他，问："你也不舒服了？"

"不是，主任，我挂这个号就是想和您说句话，您平时太忙了。我没有时间和您说。"

"哎呀，你还嫌这不忙吧？"旁边的护士白了他一眼。

"让他说吧。"我对护士说道。

"顾主任，我知道您很忙，但我只有通过这个方式才能和您说几句话。我就几句！"这个小伙子，还是个孩子，说话时眼里充满着渴望。

"你说吧。"

"住院的是我妈妈，她在我们家那边查出结肠癌，我们家都乱了。我在北京，是我妈妈把我养大，送我上学，毕业后我到了部队，工作特别好。还想着待我工作稳定了就把我妈妈接北京来享享福，可是我妈妈就得病了！"孩子说到这，眼里含着泪水！"我妈不容易，我家里非常困难，我们当地的医院说要是单纯的直肠癌，我们那边也可以做手术。可是我妈妈的病发展太快了，上个月我在老家的弟弟和妹妹带我妈去做检查，当时医生还说可以手术，可是谁知道，这一个月我妈就说小腹很胀，越来越胀。后来不敢吃东西了。弟弟妹妹知道我在北京忙，一开始不想告诉我，后来老家那边的医生说，'这个病我们这做不了，你们去北京吧。'弟弟妹妹都急了，赶紧给我打电话，我在部队请了假，赶回去一看，我妈怎么成这样了？我简直认不出她了，瘦得很厉害，没有精神，唯有小肚子鼓鼓的！您知道，我妈一直不让我弟、妹联系我，怕打扰我的工作。我妈一见到我，就哭了，我和妈妈好几年没有见，我真的很愧疚。她这个病怎么这么快啊？到底是什么原因？顾主任，您一定得给我妈做手术，好吗？"

"你妈妈的病，我们做了仔细分析。开始的诊断是对的，直肠癌。但是后来腹部快速胀大，我们做了检查发现肿瘤侵犯了双侧卵巢。肿大的主要是卵巢并发大量的腹水。这是一个不好的表现，是肿瘤恶性行为的一种表现。你们家里要做好准备，她的预期生存时间不会很长！但是我们一定会尽力！"

小伙子眼泪在眼圈里转，但我看出来，他是军人，眼神里有一股坚定和刚强。"我妈把我们养大不容易，一辈子含辛茹苦，我一直想早点把她接到北京，没想到她的病情发展这么快！顾主任，您救救她吧！我们家里尽全力配合！"小伙子说。

"顾主任，您忙吧，我不打扰您了。"说完，小伙子低着头快步离开了诊室。

"多好的孩子，真有孝心！"正在候诊的一个大妈念叨着。

望着小伙子的背影，一直忙碌的我，突然觉得有些内疚。面对那么多需要帮助的病人，我们一直在埋头工作，但是，我们和病人的沟通时间太少了。

"大夫，我是 15 号……"

下一个病人又来了。我不得不投入到下一个病人的诊疗中……

恶性肿瘤的一个特性就是会发生转移，大肠癌最常见的转移部位是肝和肺，主要是通过血液流动进行的。在我们的观念中，原发灶就是肿瘤最初发生的地方，这个地方最先在身体中长出肿瘤。后来，肿瘤又开始转移了。我们也许会认为，原发肿瘤可以长得很大，而转移肿瘤可能是比较小的。其实，并不是这样。有的时候，原发肿瘤可以很小，但是转移的肿瘤可以长得很大。这是为什么呢？科学家们还没有搞清楚其中的确切原因。而且，转移灶的发生可能有性别差异。比如，对于女性病人，有一个特殊的转移部位——卵巢。临床上通常将继发于特定恶性肿瘤（印戒细胞癌，肿瘤的一种特殊病理类型）的卵巢转移瘤称为库肯勃（Krukenberg）瘤。正是这种卵巢转移癌，具备了迅速长大的特性，而且非常容易并发腹水。病人的腹部会突然地胀大，甚至有些病人感觉自己的腹部好像有什么东西在作怪。具备这种转移病灶的时候，外科医生往往比较容易诊断，但是在进行外科干预的时候会犹豫不决。因为肿瘤生长得太快，病人的一般状况会急转直下，预后非常不好。

对库肯勃瘤的描述可以追溯到 1846 年，克吕韦耶（Cruveilhier）医师曾这样描述了一个病人的卵巢："卵巢的所有自然纹理都消失了，它的位置被一团结节状的坚硬、沉重、淡白色、致密、模糊的纤维物质所占据"，但是他并未将卵巢的肿瘤与其他部位肿瘤联系起来。1854 年，詹姆斯·佩吉特（James Paget）描述了一种与乳腺癌或胃癌有关的独特形式的卵巢肿瘤，性质是"纤维样的硬块"，几乎可以肯定是我们现在所认识的库肯勃瘤，尽管佩吉特医师并没有提出库肯勃瘤的概念，但是他提醒了人们这种肿瘤可能是转移来的。

1896 年，弗里德里希·恩斯特·库肯勃（Friedrich Ernst Krukenberg）描述了 5 例"纤维肉瘤黏液细胞癌"，尽管库肯勃最初将肿瘤指定为纤维肉瘤，但他在描述、讨论中，甚至在他的论文标题中，都清楚地认识到了这种肿瘤是上皮来源的。（注：通常我们把"肉瘤"定义为胚胎发育时从间叶组织来源，把"癌"定义为上皮来源）。库肯勃强调这种卵巢肿瘤在年轻患者中常见，常伴有腹水，通常累及双侧卵巢，拥有不平坦的"结节"表面，坚固的区域与黏液瘤区域交替，淋巴管显著受累和细胞间质增殖[1]。

1901 年，克劳斯（Kraus）在他的 11 例胃肠道转移肿瘤的报告中包括了一例具有库肯勃肿瘤特征的病例，他不仅认识到了病例的转移性质（原发肿瘤在盲肠），而且似乎是第一个将这种肿瘤称为库肯勃瘤的人。一年后，瓦格纳（Wagner）在他发表的论文标题中使用了库肯勃瘤一词，并将原发胃癌的形态与卵巢转移的出现联系起来。同年，施拉根豪弗（Schlagenhaufer）还指出了库肯勃瘤的转移性质，并强调最常见的原发部位是胃。在他的 79 例病例中，61 例发生在胃，10 例发生在肠道，7 例发生在胆囊和胆管，1 例发生在肾上腺。施拉根豪弗也因此经常被认为是第一个认识到库肯勃瘤转移性质的人。此后，一些医生将库肯勃瘤的定义扩展到所有卵巢转移。出于这个原因，1960 年，伍德拉夫（Woodruff）和诺瓦克（Novak）提出将库肯勃瘤定义为仅与库肯勃最初标准一致的卵巢肿瘤。因此，1973 年，塞罗夫（Serov）和斯库利（Scully）建立了库肯勃瘤的诊断标准：伴有充满黏液的印戒细胞，伴有间质的肉瘤样增殖的卵巢肿瘤。然而，这个定义并未得到广泛认可，至今库肯勃瘤的定义仍不统一。

库肯勃瘤最常见的起源部位是胃肠道，那么为什么胃肠道肿瘤"偏爱"卵巢呢？1889 年，佩吉特提出"种子和土壤"假说[2]。该假说指出，特定的肿瘤类型对特定的继发部位有偏好，而与纯粹的解剖学或血管因素无关。当大肠癌蔓延至肠道表面时，肿瘤细胞即可脱落下来，随体腔内的液体像播种一样种植于其他体腔器官的表面，或者通过血液循环及淋巴循环到达其他器官。而卵巢恰好提供了这些"种子"（肿瘤细胞）生长所需的"土壤"。为什么卵巢会成为土壤？根据"淋巴扩散假说"，卵巢是淋巴回流首先遇到的器官之一；根据腹膜扩散假说，卵巢的解剖位置有利于与腹膜内游离癌细胞的接触；根据肿瘤细胞截留假说，在绝经前妇女中，每月排卵会引起炎症和少量失血，然后出现凝血，这些因素将有助于截留那些游离于腹膜内的癌细胞。

参考文献

1. YOUNG RH. From krukenberg to today: the ever present problems posed by metastatic tumors in the ovary: part I. Historical perspective, general principles, mucinous tumors including the krukenberg tumor[J]. Advances in anatomic pathology, 2006, 13: 205-227.

2. AGNES A, BIONDI A, RICCI R, et al. Krukenberg tumors: Seed, route and soil[J]. Surgical oncology, 2017, 26: 438-445.

一句话口袋书

我们外科医生既要按照规范诊疗，也应该考虑到病人的尊严等社会因素对外科手术的影响。

3.

不是奇迹

　　A先生是舞蹈演员，主要跳中国舞，八十年代在中国舞坛非常有名。他一生从事舞蹈事业，练就了一副非常棒的身材。第一次到我门诊，一进门就看得出是搞艺术的。首先是挺拔的身材，高高瘦瘦的，身上没有一点赘肉。留着一个马尾，尽管头发已经有点花白。显然这个年纪应该不会再上舞台了，但是，艺术家的气质还是在的，我想。"顾医生，您好。我三年前查出结肠癌，在某部队医院做了手术。由于要保持体形和有演出，我没有听从医师的建议，没有做化疗。手术后我就去工作了。这半年，感觉十分疲倦，我是学舞蹈的，每天带学生，给他们做示范，后来觉得体力不支。我又去医院检查。结果您看，在这儿。"A先生把外院的磁共振和CT片子交给我看。我仔细看了片子，觉得他的肝脏可能出现转移！应该立刻手术。"您的片子我看了，考虑有肝转移。您得立即住院，我们要开展多学科讨论。鉴于你的肝脏转移病灶挺多，也可能要先做些化疗，然后再考虑手术。"我说。

"大夫，不行啊。我要带团去欧洲演出啊，能不能等我回来再手术呢？我们这次演出是带领年轻人参加国际舞蹈比赛，我们的选手非常优秀，极有可能获得金奖呢！我是他们的指导老师，我要是不去，他们从没有参加国际大赛的经验，会相当紧张的。这个大赛四年才举行一次。"A先生感到非常为难。一边是自己的身体状态，一边是团里的工作，眼看国际大赛临近，准备了五年就为了这次大赛！这时，A先生的学生进来了，"A老师，我觉得您的病更重要，还是先住院吧。参赛的事我和团里说！"学生这样说。"不行啊，我们准备了这么多年，就在这一次比赛了。怎么能放弃呢？我一定要和你们一起参加比赛！"A先生说。"可是……"学生还要说什么，老师给他一个手势，挡了回去。"顾医生，我要和您请假，我这次要参加一个重大的舞蹈比赛，下周就要出发了，我们已经订好机票了。我是他们的导师，这个大赛关系到我们国家的荣誉，我们志在必得！而且参赛也是政治任务。我的肝转移，您先给我开点药，我路上记住吃，等比赛一结束，我就马上回来找您！"Ａ先生说。

"Ａ先生，我对你的事业心和敬业精神非常钦佩，但是，我必须告诉您，您的肝转移应该立即开始治疗。您的年龄不算太大，现在还有治疗的机会。我担心，您这次出国比赛会比较紧张，对您的身体会非常不利。有可能让病灶加速扩散，那个时候，我们担心您连手术机会都没有了！"我说。

"顾大夫，我知道你的好意。我是学舞蹈的，我们那个年代，没有国际比赛，我一生最好的时候没有赶上这种国际大赛，我只能在国内参加一些地方的演出。我真的特别特别期待能到国际舞台上和同行交流，我的年龄过了，这是我一生的遗憾！现在，我只有这一次机会，让我的学生代替我到国际的舞蹈大赛上展示中国人的舞蹈！让我的学生们替我实现我一生的愿望。这是我的梦想！俗话说，人生能有几回搏？我已经身患癌症，患病这几年，我是和时间赛跑啊！我希望把我一生的经验和艺术都教给我们这些新时代的舞者，通过他们，向全世界展示中国舞蹈的魅力。这次不去，也许我一生再没有机会用我的舞蹈语言和国际交流，那将是我终生的遗憾！"Ａ先生说到这儿，眼睛红红的，滚烫的眼泪从他的眼角流了下来。从他那期待的眼神里，我看到了一个职业舞蹈演员的敬业态度和职业精神！这一定是一个伟大的舞蹈家。不管他的成就有多大，他对自己事业的那种热爱，那种一丝不苟精益求精的态度，和对国际舞蹈大赛的期待，让我深受震撼。我的内心受到了巨大的冲击，对A先生的崇敬之情油然而生。"好的，你去吧。一定要注意休息，祝你取得优异成绩！"我说。

一个月以后，A先生回到了国内。"顾医生，我们这次出国真的拿到了国际的金奖！我太高兴了！"A先生一进门，先和我说。我看到他消瘦了许多，因为获奖了，精神还不错。但是，我也发现，他的脸色有点苍白。他的学生和我说，A先生这次真的是拼了命了！到了欧洲，比赛非常紧张，我们好几天都没有睡觉！A老师手把手地指导我们，领着团长和国际同行沟通规则，忙得不可开交，基本上没有好好休息。我们看着非常心疼！检查结果出来了，A先生的肝脏转移灶增大了！而且出现了腹水。我立即安排他住院。经过多学科讨论，我们决定先给他进行化疗。但是，A先生的病情有点急转直下，一个月的过度疲劳，让本来就很脆弱的免疫力受到了巨大的打击。肝脏检查的各种指标都非常不好。根本不能接受化疗。艺术团的领导得知A

先生的病情，立即赶到医院，要求尽最大努力救治A先生。从团领导的口中，我们得知A先生是我国著名舞蹈家，一生致力于中国舞的编导和教学工作。出于对舞蹈事业的不懈追求，A先生几乎放弃家庭生活，这些年一个人独自拼搏。真的非常不容易。

奇迹出现了，A先生体力恢复后，接受了分子靶向治疗。肝上的病灶显著缩小。我们适时地给A先生做了手术，切除了肝脏的多发转移灶！回到病房的A先生，听说我们把他的肝脏转移灶都切掉了以后，激动地热泪盈眶，用他的右手向我们竖起了大拇指。

大肠癌最常见的是肝转移。大约有50%的大肠癌患者后来会出现肝转移。一旦出现了肝转移，临床上就是IV期了。换句话说，就是晚期了。然而，随着科技的进步、新药的研发、外科技术本身的进步以及人们对肝脏外科解剖学的认识不断深入，肝脏转移癌的治疗发生了根本的转变。原来认为肝转移就是"晚期"的概念发生了巨大变化。伴随着新的化疗药物和分子靶向药物的出现，通过多学科的联合治疗，分子靶向药物会使相当一部分肝转移灶缩小或消失，为外科切除肝脏转移灶奠定了很好的基础，而且出现了一些经过根治性外科手术的肝转移病人长期生存的病例。

对于发生肝转移的病人，我们首先要对肝转移灶进行科学的评估。最好的评估办法是应用磁共振检查。通常，我们将大肠癌肝转移分为可切除，潜在可切除和不可切除。顾名思义，可切除就是我们可以通过外科手术的方法切除肝脏的转移灶。潜在可切除的意思是我们通过一系列化疗，可以让部分肿瘤缩小，转变成可切除——这个过程叫做"转化治疗"。不可切除的意思是肿瘤满布肝脏，无法切除。因为我们的人体只有一个肝脏，在考虑切除肿瘤的同时，还要考虑剩余的肝脏是否可以完成正常的代谢消化等功能，就是"残余肝组织"要足够。A 先生是幸运的，他的肝转移灶经过评估是属于"潜在可切除"范畴，经过分子靶向治疗，达到了可切除的条件，最终接受外科手术达到 R0 切除（就是根治手术）。

一句话口袋书

过去认为大肠癌肝转移就是晚期了，现在有许多方法可以切除发生在肝脏的转移灶，部分病人仍然可能长期生存。

第十章

好好说再见

难言之隐

上午的门诊时间就要结束了。按照规定，十一点以后，就不再给病人加号了。一对夫妇急急忙忙地赶到我的诊室，让我给加个号。"已经十一点了，我们医院有规定，不能再加号了。因为我们老师一会儿还有手术。抱歉。"安安和病人说。

"小同志，我们从内蒙古赶来，开了半夜的车，真的不容易。我们俩都是老师，好不容易请了假来北京看病，您就照顾我们一下吧。"病人说。

"老师，您看，这个病人要加号。"安安问我。

"给他们加个号吧。"我说。

这对夫妻千恩万谢地一路小跑去挂号处加号。

"大夫，我们从内蒙古来，开了一夜车。真的感谢您给我加号。我妻子，她也是老师。今年正在高考毕业班要劲儿的时候，这几个月我看她一天上好几次厕所，我就问她，你为什么老去厕所？她这才告诉我，说她最近大便次数增多，上完了，还想去。而且我发现她有便血。便池都是红色的。我非常担心。她现在是毕业班，又是学校的实验班的班主任，校长听了她的情况，赶紧让我带她来北京，说尽快诊断，如果没啥事，早点回来！这不，我们就连夜开车过来。"病人的丈夫这样说。我从他描述的症状看，这个病人可能是有问题。"好的，那您的家里面有没有其他家属有类似的症状？"我问。

"有，她母亲是得了结肠癌去世的。其他好像没有什么。"

"您过去身体一直很好？"我问。

"是啊，她身体一直很好！"病人丈夫说。我发现，所有的问题都是这个丈夫在回答。而病人本人似乎非常淡定。她静静地坐在那儿，一言不发。

"您自己说下自己的主要症状。"我转向病人本人。其实，我想听听病人本人的感受，有时候，病人本人的感受会给我们更多的信息。

"大夫，是这样，就像刚才我先生和您说的，我主要感觉是没劲儿，乏力。特别是最近一段，也是，毕业班挺操心的。但是，我其实觉得不对劲的地方是除了便血以外，感觉整个人非常软。说实话，我不太敢和他说。"她指着她先生。

"那你为什么不对我说？"丈夫感觉有点着急。

"我就是怕你着急！"妻子说，"我真的不想来北京！一是我们的毕业班，学校的实验班。就指着这班学生出成绩呢。好多家长，好多老师，都非常期待这拨儿学生，他们是我们学校近几年成绩最好的一届学生。二是，我也害怕查出病。我甚至都不敢往下想，我如果病倒了，这帮孩子怎么办？我就是他们的数学老师，数学又是最关键的科目，而且班里每个人的生活都要我管。校长听说我的情况，都快疯了！'方老师啊方老师，你怎么在这个时候出岔子啊？这不是要了我们学校的命了吗？'后来校长还是坚定地对我们说，身体最重要，你们去北京看吧，如果没事儿立刻回来！"病人不紧不慢地说着。但是，我明显感觉到，她对自己的身体感受似乎不太好。

"您过来检查室，我做个肛门指诊。"我说。

"您跟我来。"安安带着病人进了检查室。

我做了肛门检查，这个病人肯定是直肠癌！我的手指明显地摸到了靠近肛门的肿瘤。而且肿瘤已经长了一圈，整个直肠快要被肿瘤占据而形成狭窄了。

"大夫，我的情况怎样？"病人急切地转过头来问我。

"您的直肠里面我看是有问题。"我说。

"大夫，我的感觉真的很不好。因为这些症状以前从来没有，我觉得我就是得了什么重病。您看能不告诉我先生吗？他特别脆弱！"病人很淡定地和我说。通常，这种情况往往是家属不让我们把坏消息告诉病人，而眼前这个病人，恰恰是个女性，而且她自己有病了，却要瞒住她的丈夫。我对这个老师的印象瞬时发生了许多变化。开始我以为这个病人一定是所有事情都依赖丈夫的大小姐类型。可刚才的一席话，让我对她多了一份敬意。

"我可以先不说得那么严重，但是，我们都要做一些检查，才能最后确诊。您也不要太紧张，我们有办法！"我这样和病人说。病人听了我的话，也赞同。表情上看，她对自己的病情有所准备，而且内心非常沉着。

等在检查室外面的丈夫已经急不可待。"大夫，检查结果怎样？"

"我做了检查，您夫人的直肠还是有些问题。但是，我们还要做一些检查才能确定。"病人丈夫听了我的话，有点震惊。脸色有点异样，但是，他并没有说什么。"你去车上把我们在自治区医院做的那个片子拿上来给医生看看吧。"他这样对他妻子说。"好吧。"妻子自己走出了诊室，去车里取片子。

"大夫，您和我说实话，她的情况怎样？如果有什么不好的结果，您和我说，千万别告诉她。"

"是这样，我刚才检查发现她的直肠内有个肿物，但是还不能确诊。我们需要做进一步检查。"我这样说。病人丈夫非常紧张，他似乎是感觉到了什么不好的结果。"大夫，您怀疑她得了直肠癌？大夫，您能确定么？会不会是良性的肿瘤呢？大夫，我们家不能没有她，我们学校不能没有她，真的，您一定帮我们尽快确诊，我真的希望您亲口告诉我，她没事……"丈夫说不下去了。"我怎么把这个坏消息告诉她呢？"丈夫自言自语道……

现实生活中，我们经常遇到这样的情况。我们遇到了不好的事情，不愿意告诉自己的亲人，因为我们怕亲人听到坏消息后会受不了这样的打击。什么是"坏消息"？我们通常解释为与我们良好愿望相悖的消息。就像我们的病人那样，他们希望自己没有罹患肿瘤，那么，罹患肿瘤就是一个坏消息。

如何告诉病人坏消息？这是一门学问，也是我们做医生的一门必修课。我们是医务工作者，每天和疾病打交道。特别是我们肿瘤医师，每天和肿瘤病人打交道。我们传递的大多是坏消息。我们怎么办？

一般来说，我们有了好消息，都会争先恐后地、迫不及待地想告诉我们最亲的人。可以说是"奔走相告"。但是，遇到坏消息，我们应该怎么办？特别是罹患了肿瘤，我们如何与病人或者家属沟通呢？我们该不该把坏消息告诉他们呢？答案是肯定的！我们应该告诉他们，这个"他们"不仅仅是家属，而且，应该是告诉病人本人！通常，人们会觉得，直接告诉病人，或家属，他们会不会承受不了呢？因此，很多情况下，当我们医生得知病人罹患肿瘤的坏消息后，我们要先和病人的家属进行沟通。但是，这些沟通是要做功课的。

首先，我们传递坏消息时，要"因人而异"。什么是"因人而异"呢？例如，我们今天要告诉病人得了胃癌。我们要先看这个病人的大致情况，比如说，他的年龄、性别、职业，他的大致的文化程度。年纪轻轻、没有经历过风雨、没有什么阅历、对于疾病没有什么概念、从来没有想过会生病的人，面对罹患恶性肿瘤的坏消息，或许一下子承受不了。而如果你的病人是一个耄耋之年的老者，有丰富的人生阅历，经历过风雨和磨难，对疾病或许会有所准备。女性相对柔弱，男性相对刚强。文化程度、知识水平、有没有医学知识，这些都会影响人们接受坏消息的承受能力。另外，如我们遇到过于敏感，看上去相对脆弱的病人，告诉他坏消息要特别注意。但是如果病人看上去刚毅果敢，像电视剧《激情燃烧的岁月》里的老将军石光荣，我们或许就可以直截了当，不用再躲躲闪闪了，因为石光荣老将军具备身经百战、坚定刚毅的性格！

告诉坏消息的第二个原则，是"避重就轻"：我们知道病人害怕"癌症"，就像我们的电视剧，某某主人公罹患"癌症"，就开始了渲染——背景音乐重金属响起，天空电闪雷鸣，然后就是凄惨的二胡，最好是"阿炳"弹奏的那种，无论是什么季节，树叶也一个劲儿地掉，好像得了癌症天就塌了似的。其实，癌症并没有我们想得那么可怕，罹患癌症并不等于死亡！但是，我们必须承认，大众对于癌症的心态是恐惧的。即便我们要告诉病人得了肿瘤，我们也要给他们一个接受的时间。我们常说的：时间会让我们淡忘过去的痛苦。"避重就轻"就是我们想告诉病人："有问题"，我们要进一步检查。我们给病人足够的时间去接受。当然，您遇到了"石光荣"，他就可能直接问你："我还有多少时间？"

第三，"我们有办法"是我的法宝。我作为一个医生，如果我说，"我真的一点办法也没有了"，病人一定会感觉到绝望。但是，在我的行医生涯中，多数情况下，我的"我有办法"给病人的鼓励是非常奏效的。我们说病人罹患癌症的最大恐怖是"我患了不治之症"，但是，医生说："我有办法"，对病人是一种巨大的安慰。我说谎了吗？没有，因为即使你是肿瘤晚期，我们仍然可以让你减轻痛苦，我们会告诉病人，"不是你一个人在战斗！"

有人把人生比作一趟运行的列车，有的人上车，有的人下车。但是最终我们都会下车。每个人都会经历人生的高光时刻，都会经历亲人的生离死别。对待坏消息，我们需要理性、客观，又要考虑情感与现实。一味地隐瞒是无益的。"善意的谎言"是苍白的。在信息高度发达的 21 世纪，这种隐瞒是徒劳了，往往隐瞒者与患者之间就是一张窗户纸，没有捅透。双方为了维护"善意的谎言"身心疲惫，这样的隐瞒毫无意义。在我经历的大肠癌病人中，绝大多数人都对自己的病情了如指掌，个别病人对自己的病情讳莫如深，但也实际上心知肚明，只是"难得糊涂"罢了。

事实上每个人都会面临坏消息，每个人也都是坏消息的传递者。人生百态，生死无常。有时候坏消息会变成好消息，有时候好消息也会成为坏消息。

陈阿姨是公务员。一生忙忙碌碌，刚刚查出来罹患结肠癌。她走进我诊室的时候，是怨气满腹，脾气暴躁！安安问她是挂的几号，她愤愤地说，"你不是叫的我吗？"还用眼睛瞪了安安一眼。安安把病人引到座位坐下，病人的家属站在一旁。

"您怎么不舒服？"我问。

"大夫，我刚在我们区医院检查，说我得了肠癌，这怎么可能？我每天虽然工作忙，但是每天早上坚持打太极拳，我的身体可好了。您看看是不是他们诊断错了！前一段，我们同事就是在那个医院诊断说癌症，其实根本就不是。他就是您给排除癌症的，所以我找您看看。"病人说话语速很快，好像连珠炮。

"我看看您的检查材料。"

"这是我们区医院的肠镜结果。"我看了她的检查报告，和病理结果。诊断应该没有问题，就是乙状结肠癌，而且没有肝和肺等远处转移。

"从您的材料上看，您真的是肠道有问题。"我说。

"严重吗？不是癌吧？"她用期待的眼光，那眼神就是希望我说，她没有得癌。但是我必须得告诉她真相。"从这些检查看，您的肠道里有个东西。"我说。

"有东西？您就说是不是癌吧？"她迫不及待地问。

"你别那么着急，慢慢和医生说！"病人的先生插话说。

"我怎么能不着急？敢情病没长你身上！"病人找到一个出气的地方，声调提高很多。

"我们还要进一步检查，另外要把区里检查的病理切片借出来，我们医院会个诊。"安安说。

"您的意思是我得了癌？"病人有点接受不了。

"我的病是恶性的？"她的话音带着哭腔了。

"您先别着急，我们要做进一步检查。但是可以肯定的是您的肠道是出了问题。"我这样说。

病人显得有点恐惧，不知所措，眼前大夫说的话，正是她最怕听到的话。她直接从我们的谈话中得到不好的消息！看得出，她被眼前的结果震撼到了，站在她一旁的先生，也不知所措，一时也想不出安慰的话对他妻子说。

　　"不过，您的病也有好消息！"我说。

　　"什么好消息？我都得了癌症了，还能有什么好消息？"她哭丧着脸说。尽管这样，她对我的"好消息"仍然充满期待。

　　"从您的资料中我看到您的肠道出了问题。但是，您这个年龄，罹患肿瘤的机会是很大的。我们诊断的肿瘤位于您的乙状结肠，这个部位的肿瘤，没有远隔转移，手术后的治愈率是70%。换句话说，您的这个肿瘤有非常高的机会被治愈！"

　　"真的？大夫，您说癌症还能治愈？"她的情绪一下子被这个消息震撼了！刚才的沮丧一下子减小了一半。

　　"而且，您这个年纪罹患肿瘤，相对于我刚才看的小病人要幸运得多。"

　　"刚才那个病人多大岁数？"

　　"20 岁。"安安在一旁回答说。

"20岁，太可惜了。一切才刚刚开始。"她自言自语道。表情又轻松了许多。

"而且，您有您先生陪伴，昨天门诊一个老者，中关村的老教授，纯粹的'空巢家庭'，子女在国外，丈夫离世了。一个人，只有一个小阿姨陪着，非常可怜。"我说。

"那真是，我有我先生陪，他对我特别好！我俩是插队时认识的，我们结婚几十年了！"说到这儿，病人开始有点得意了，深情地看着她丈夫和我们说。

"所以，您不必紧张。您这个病是常见病。现在国际上和国内治疗手段都非常成熟。另外，对您来说，还有一个好消息。"我说。

"还有好消息？"病人脸上出现了微笑，"您快说，还有什么好消息？"

"您的肿瘤距离肛门比较远，也就是说，您不用担心肠道要'改道'，也不用'戴粪兜'。"

"那太好了！"病人高兴地说。此刻，她已经完全放松下来了。心情也大为好转。她和她丈夫说，"你听听，我的病能治好！太感谢您了。我们就跟定您了！"病人和她丈夫坚定地说。

事实上，传递坏消息的时候，我们医生都经历了这样的训练。如果我们把握好，坏消息也可以变成好消息。我们多采用的是"比较法"，我们中国人喜欢比较，换句话说就是攀比。好的也攀比，坏的也攀比。"人比人该死，物比物该扔"是消极的攀比。当然，我们的攀比是相对的，是正能量的，并不是把自己的快乐建立在别人的痛苦之上。

　　在生活中，如果我们的亲人罹患肿瘤，大家千万别刻意地去"隐瞒"。因为，隐瞒是瞒不住的！您想想看，如果是您自己得了病，大家都来看您，原来好多年不见的朋友亲戚都来看您，您会觉得开心吗？你自己一定会想，我是否得了不治之症？为什么他们都来看我？如果你得了病，家里人总是背着你嘀嘀咕咕，一见到你总说些宽心的话，你觉得正常吗？其实，我们善意的"谎言"往往达到相反的效果，让病人更加担心自己的病。那么我们应该怎么做呢？我觉得首先应该和病人一起积极面对，可以慢慢地释放"坏消息"，而且善于从坏消息中寻找积极的东西。传递积极的信息，应用"攀比法"，让患者释然。第二，我们要让患者知道，"你并不孤独，我们和你一起战斗！"。有时候，过度的"呵护"反而让肿瘤病人感到自己是不是没用了？有人给喂饭，有人给买吃的，原来的家务全都不让做了。这种过度的"呵护"会让人觉得自己是别人的负担，好像被"圈养"起来，自己是个"废人"，会让事情向相反的方向发展。我个人认为，一个大肠癌术后恢复期的病人，应该让他回归社会、回归自然、回归家庭，干自己习惯的力所能及的事情，做自己能承受的锻炼和活动，参加社会交往。回归社会的意思是重新融入社会，回到自己的正常社会角色。做回正常的自己，把癌症甩在脑后。

一句话口袋书

得了癌症，隐瞒不是长久之计，要学会告诉病人坏消息。

2.

放手的爱

　　上午安安把 22 床的病理报告拿给我看，怎么也没想到这个 16 岁的花季少女竟然是结肠癌的晚期！肝脏的检查也显示是多发肝转移，同时发现肺也有转移，我们的临床会诊结果也是无法根治。安安问我，"老师，这个病人是否可以让她出院呢？还有好多病人没有收进来呢。"

　　"好吧，可以。但是我们得好好和病人家属谈谈。毕竟这个孩子那么年轻，孩子的父母是否能够接受得了呢？"我说。

　　"老师，还是我们一起和她父母说吧。我一个人有点势单力薄啊！"安安显得有点害怕面对这样的父母。

　　"好吧，我们一起吧。你去病房把孩子的父母叫过来，我们和他们谈谈。"我说。

　　这是一对年轻的父母，看上去也就四十多岁。

从病历上我知道,这对父母都是农民。来自湖北农村。

孩子的父母一进屋,就用焦急的目光看着我,"大夫,我的女儿还有救吗?"

"……"

"哇!"的一声,孩子的妈妈再也控制不住自己的感情,失声痛哭。

孩子的父亲说:"大夫,我有两个孩子,这个女孩是我的老二,她还有一个哥哥,明年要结婚了。我和孩子的母亲都是农民,我们是卖了家里能卖的一切值钱的物件儿来给孩子看病的,您说,这孩子到底有没有救啊?"

"我实事求是地告诉您,您的女儿得的是结肠癌,已经是晚期了,尽管现在有手术的可能,但是总的来讲,预后很差,她的生命只能用月来计算了。"我说。

"大夫,手心手背都是肉,我们是农民,给她做手术如果能治好我们豁出去了,只要女儿在,儿子结婚再等几年也行!但是,如果即使手术也就活几个月,我和孩子他妈就难了!儿子结不了婚了,我们今后的日子也没法儿过啦!"父亲捂住脸,竟也"呜呜"地哭出了声。

"您看这样好不好。"我知道这时候是我作为医生应该说实话的时候了，尽管这个话我可以不说，我也可以冷漠地在一旁做我该做的事情。但是，我还是觉得我有义务告诉他们真相，有义务让他们做出理性的抉择。

"我理解你们的情感，我也有自己的孩子，当然知道爱孩子的感觉。天底下哪个父母不爱自己的孩子？但是我作为一个医生必须告诉您真相，您的女儿病得很厉害，即使是做了手术预后也很差，我要劝你们做父母的是，带孩子回家吧！不要去其他地方看了，都是瞎花钱了！现在疾病已经让孩子备受折磨，生不如死，活着对她来说是受罪，你们也看到了。不是钱的事儿，也不是父母不救她，是疾病太厉害，活一天受一天罪，这值得吗？放手吧，带孩子回家，好好照顾她，让她少受痛苦。毕竟，你们一家的生活还得继续，日子还得过啊！"

孩子的母亲泣不成声，父亲紧紧握住我的手，什么也说不出来。

我知道，作为父母谁又能说出这样的话呢？但是，这种选择是理性的，客观的。该不该我们医生说呢？我没有想过，安安曾问我："老师，您为什么能说出这样的话呢？我们可以不管她，让他们的家属自己决定。这不是我们医生的职责啊！"其实，我是凭着我做医生的良心说的这些话，我知道如果遇到刁钻的病人家属，会完全不理解我的用心而和我大吵，可我们也是父母，也有朋友，我觉得我有责任帮助一个面对家庭、伦理、道德和亲情而难以自拔的父母做出理性的抉择。

作为肿瘤科医生，我们见过太多的生离死别，肿瘤晚期的病人，有时真的是度日如年，但是作为家属很少能够体会患者的内心，几十年的相濡以沫，十几年的养育之恩，怎么可能轻易说放弃呢？这个时候的家属，大都从他们自身的情感出发，少有考虑病人的真实感受，有时候感情代替不了现实，代替不了饱受疾病折磨的躯体感受，代替不了病人想放弃的意愿。因为，医学是有限的，有的时候医学是无奈的。一味无效的抢救，增加了病人的痛苦，也并没有减缓家属的煎熬，到最后是两败俱伤，身心疲惫。

我们看得最多的是饱受疾病折磨的病人，由于家属难以放手，无奈地忍受着气管插管、药物注射，他们有时候对这个世界并不留恋，活着反而是一种煎熬。有时候是带着对这个世界的厌恶走的，他们怨恨自己的亲人，躺在病床上的他们，孤助无缘、欲哭无泪、生不如死。此刻，医生们该说这些话让家属放手吗？我们是会挨骂的，甚至会挨打的。在我的职业生涯中，被病人指着鼻子骂、被病人家属打、身上被病人家属吐唾沫都是有的。但是，我回忆起来真的是极少数。虽然现在医患关系紧张，但大多数病人家属是通情达理的，我们不能因为医患关系紧张而失去一个医生应有的同情和大爱。做医生时间长了，肯定会遇到各种各样的人和事，但是面对今天的病人，是一种使命感驱使着我这样做。即使被家属误解，我觉得能够帮助一个家庭少走弯路也是值得的，这是他们的活命钱。我真心地希望我们的医生们都能够怀着一颗悲悯的心去照顾好每一个病人。

我相信一点，做医生要用心去做，用真心去关爱那些病人，告诉他们的亲人，对于疾病晚期饱受折磨的病人来说，放手也是爱！

新春伊始，英国医学杂志（*British Journal of Medicine*，BMJ）刊登了一篇特殊的文章，该文章的题目是"帮助死亡：终末期病人在警方调查他的计划后催促英国修改法律"[1]。文章讲的是一个终末期运动神经元疾病的男性患者，于瑞士当地"帮助死亡"的当天，给国会议员们送出一封公开信，呼吁国会议员们修改法律，以允许在英国"帮助死亡（assisted dying）"。在信中，他讲述了警方在调查期间给他和他的家人带来的痛苦。杰弗里·惠利（Geoffrey Whaley），80岁了，2016年诊断出罹患运动神经元疾病。在英国，"帮助死亡"是违法的，他决定旅行去瑞士终止他的生命。就在他计划和他妻子一起开始旅行的几个星期前，有匿名电话给一些社会服务机构透露了他的计划，他的妻子Ann受到了警方的调查。在他给国会议员们的信中说，"在你们看到这封信的时候，我将死去。带着我家人的爱和对我的支持，我已经能够实现我最后的愿望：掌握我的生命终结，而不再忍受运动神经元疾病给我带来的痛苦。"

台湾著名节目主持人罹患癌症，在经历了漫长而痛苦的治疗后决定在家人的陪同下到瑞士接受"安乐死"。这些消息也一度刷屏，引发了公众对死亡的思考。

与此同时，中央电视台播出了"一个人的篮球队"的新闻报道，报道中介绍了一个16岁的篮球少年，名字叫叶沙。新闻中是这样介绍的："这是一支特殊的篮球队，队员最大的53岁，最小的14岁，然而他们身体里却是'一个人'，这个人叫叶沙。"故事讲述的是篮球少年叶沙不幸罹患脑出血，离世前，将其器官捐献给了上述5个人。2019年春节后的第一个周末，迎来了第一场雪，在同一时间，两条消息分别在欧洲和中国触动了许多人的神经，大家对杰弗里·惠利表现出了同情，对中国少年叶沙表现出了敬意和惋惜。

其实，不仅仅在英国，每年有许多国家的患者饱受疾病的折磨，生不如死，特别是肿瘤病人。著名国际医学期刊 *CA: A Cancer Journal for Clinicians* 发布了最新的全球癌症统计报告[2]，报告显示：2020 年，全球范围内大约有 1930 万癌症新发病例和近 1000 万癌症死亡病例。我国癌症中心的统计报告[3]显示，2016 年仅因癌症死亡的人数就有 241.4 万，这还不包括以其他原因死亡的癌症病人。事实上，就癌症而言，许多晚期癌症患者饱受疾病的折磨，度日如年。他们的生存状况堪忧。2019 年，国际著名杂志 *Nature Communications* 发表文章显示[4]，在一组总计 8 651 569 个癌症病人的调查当中，有 13 311 人自杀死亡，死亡率是每年 28.58/100 000 人，而同期人群自杀死亡的发生率（the standardized mortality ratio，SMR) 仅为 4.44/100,000 人 / 年。每年，全世界都有许多病患饱受疾病的折磨，他们的生活困境，远非现有医疗技术能够解决。面对疾患，无论是患者，还是他们的家人，都因为疾病而使身心受到煎熬。面对这些处于疾病终末期饱受病痛折磨的人们，如何减少他们的痛苦，让他们有尊严地离开是现代医学面临的重要问题。

参考文献

1. MAYOR S. Assisted dying: terminally ill man urges UK law change after police investigate his plans[J]. BMJ (Clinical research ed), 2019, 364: l631.

2. SUNG H, FERLAY J, SIEGEL RL, et al. Global Cancer

Statistics 2020: GLOBOCAN Estimates of Incidence and Mortality Worldwide for 36 Cancers in 185 Countries[J]. CA: a cancer journal for clinicians, 2021, 71: 209-249.

3. ZHENG R, ZHANG S, ZENG H, et al. Cancer incidence and mortality in China, 2016[J]. Journal of the National Cancer Center, 2022, 2: 1-9.

4. ZAORSKY NG, ZHANG Y, TUANQUIN L, et al. Suicide among cancer patients[J]. Nature communications, 2019, 10: 207.

一句话口袋书

癌症晚期，放手也是一种爱。

3.

好好告别

22床N是我国东北某大学的音乐老师。3年前在当地医院做了根治手术，也进行了后续的化疗。今年年初查出肿瘤复发。N老师是个坚强的人，面对疾病复发，想在自己的老家住院。可是，大儿子坚决不干，毅然决然地把N老师接到北京。我第一次见到N老师，只见她个子不高，瘦瘦的，皮肤保养得非常好，一看就是艺术家的样子，穿着也非常高雅，衣服款式、色调搭配都异常精致。即便是住在医院，身着病号服，领口也扎一款漂亮的丝巾，配上一双精致的轻便鞋。因为是艺术家，长期的训练和修养，N老师永远是挺直身板，说话抑扬顿挫，普通话夹带着南方口音，我听着像是江浙一带的口音。N老师这次来是因为肿瘤复发导致肠梗阻。我们组织了会诊，进一步检查发现N老师的肿瘤出现了双肺转移。我们认为只能做粪便转流手术了。因为病人有远隔转移，积极手术并不会使病人获益。我们和N老师本人商量，N老师说："不用做手术了，我这个病没有希望了。你们别费心了。我和我儿子说，让我出院回东北老家吧。"

病人的儿子在北京经商，生意做的风生水起。但是，他就是太忙了。我们和他谈起母亲的病，以及他母亲自己的想法以后，他坚决不同意。"我妈妈不容易，你们要尽最大努力！一定要手术，哪怕拿不下来肿瘤，仅仅开关腹的手术我也要做！"儿子态度坚决，而且和他母亲说，"这个你不用管，花多少钱你也不用问，我爸那边我已经让小妹雇了阿姨！你就踏踏实实地在这儿治病。肯定能治好！"妈妈听了儿子的话，也没有什么可说的，任他说吧。儿子和我们谈完话，就走了。

N老师和我说，他儿子是家里的老大，他还有一个妹妹。儿子是重点大学毕业，留在北京，开始在政府部门工作，后来下海。一直很少回东北看父母。生意做的很大，挣了许多钱。但是，就是忙。"他还是孝顺的！"N老师说。"我生病开始，我们没有告诉他，就在当地做了手术。手术后才告诉他，他听了以后就埋怨我和他爸。这次肿瘤复发，我们不敢不告诉他，他就一定叫我来北京住院。其实他并不了解我的真实病情，也没有时间听我说话，他就是按照他的想法行事。他认为他做的都是对的。"N 老师无奈地说，"其实我这个病我自己有数，没有可能医好了。没有必要花这么多钱，我知道孩子这些年在外面打拼，他可能对我们也有点愧疚的意思，因此他就要做他认为应该做的，这样才显得他'孝顺'。可我现在每一天都过得很苦，我的手术不可能做了，我自己都摸到这些肿块了，手术又怎么能解决呢？另外，我家里人多，大家都看着他忙，他也有压力，怕人家说他只顾赚钱，自己的父母无暇照顾。"

"顾医生，我在云南，我刚刚买到 200 年的古灵芝，当地的'药王'——一个老中医，给我的偏方。您看怎么给我妈吃啊。我马上赶回来，万一手术做不了，我就用这个 200 年的灵芝给我妈治病！"N 老师的儿子跟我在电话里说。

N 老师的病情急转直下，肿瘤生长了，临床上出现了"恶病质"——就是由于肿瘤过度消耗造成的极度衰弱、营养不良，伴有胸腹水。眼看 N 老师的时间不多了。

N 老师的儿子出现了，他说通过好朋友请到了民间大师，想给 N 老师看看。我觉得不妥，和他好好地谈了话——

"您母亲的病情发展非常快，从科学上讲，现在没有什么能够逆转她的病情。"我说。

"大夫，您一定要尽力！我妈妈是我们那边著名的歌唱家，后来一直在大学教书。我妈妈不容易。我爸从 50 岁开始脑出血偏瘫，一直是我妈照顾。我是家里的大儿子，一直在外面，您一定要救救我妈。我妈在，家才在啊！"儿子这样说。

"我知道，可是你总是忙，这几天我建议你别走了，多陪陪你妈妈，医学上没有什么可以做了，你不要再请大师了，钱不是万能的，你妈妈的病不是钱的事儿！她最需要的是你陪陪她！"我说到这儿，她儿子的表情凝固了，他似乎突然意识到，他真的要失去他的妈妈了，他真的应该留下来，坐在妈妈的身旁，静静地陪陪他的妈妈了，这才是他妈妈希望他做的！

下午，我们的查房过后，N 老师的病情又有进展，她的心率加快，呼吸局促。血氧饱和度下降到 85%。安安过来问我，"老师，N 老师的病情加剧，血氧维持不住啊，是否考虑气管插管？"

"大夫，你们一定要插管，我希望我妈妈能多活几天，哪怕就是几天！你们有什么措施都可以上！"N老师的儿子在一旁坚决地说。此刻，我看到N老师非常清醒，她口戴着无创呼吸机，听到儿子的话以后，只见她扎着输液的手一直不停地摇动！我明白，她的意思是：我不要插管！我不需要呼吸机！让我快点离开吧！

N老师的儿子看到了母亲的手势，但是，他看了看周围从东北赶来看望他母亲的亲属们，还是毅然决然地坚持让我们做气管插管！按照医疗常规，家属有意愿，我们得执行。N老师无奈地摇摇头，用手指着儿子，脸上表现出了愤怒。

一天后，N老师走了。带着遗憾，甚至是对儿子的不满，离开了这个世界。

我是一个肿瘤科医生，我们经常会面对病患的生离死别，许多时候我们看到病人饱受疾病的折磨，也感同身受。这个时候，死亡已经成为一种归宿，是一种解脱。但是，我们中国人的家庭观念、道德观以及我们所受的教育，对于死亡的理解是不同于西方人的。在价值观、生死观上我们的认知也有不同。随着科技进步、社会的发展，我们的公众对死亡的认知和态度也发生着变化。

安宁疗护、生前预嘱等概念，至少在知识界的阶层中，被部分人所接受。如何在肿瘤病人生命的最后，让他们有尊严地离开，是21世纪医学面临的重要课题。

> "医学已经变得如此成功，以至于人们最害怕的不是死亡本身，而是被困在医院里的缓慢死亡，医院固然延长了生命，但却成为了活着的地狱。"

——Clive Seale

医学技术的发展无疑在很大程度上延长了患者的生命，但是对于部分即将面临死亡且无药可治的患者，延长生命的过程往往伴随着身体以及精神上的痛苦，安宁疗护也因此应运而生。

安宁疗护英文为 Hospice，来源于拉丁语 Hospitium，意思是"热情好客"。这个词起源于中世纪，最初是指供朝圣者、旅行者和陌生人休息的地方[1]。11世纪，十字军为旅行者开设了避难所，在那里，不仅有普通旅行者，还有生病和垂死的"旅行者"在此找到一丝安慰。这种临终关怀在中世纪以后似乎衰落了，后来，欧洲宗教各派开始设立专门护理患者的场所，它们分散在欧洲各地，由不同的护理人员经营，一直到第一次世界大战之前。

1879年，宗教慈善修女会在爱尔兰的都柏林开设了圣母临终关怀院，1905年伦敦也开设了圣约瑟夫临终关怀院，并延续至今。

现代安宁疗护起源于西塞利·桑德斯（Dame Cicely Saunders，1918—2005）1967 年在伦敦创立的圣克里斯托弗临终关怀院（St. Christopher's Hospice）。20 世纪 40 年代，桑德斯是牛津的一名护士，1948 年起，她开始参与绝症患者的护理工作。在照顾一位身患绝症的病人时，她意识到了她那个时代其他医疗专业人员没有遇到的某些挑战：这个病人需要一种完全不同的医疗保健方式。为了实现这一目标，1951 年桑德斯考上了医学院，并于 1957 年获得学位，这个时候的桑德斯已经 39 岁了。根据她在圣约瑟夫临终关怀院的经历，开始发展目前临终关怀的基本框架：专注于病人和家庭，而不仅仅是疾病。她引入了"完全痛苦"的概念，即注意个人的心理、社会和精神需求与身体症状之间的相互关系；以及多学科团队在病人护理中的作用。桑德斯始终身体力行，如果病人无人看护，她会毫不犹豫地为病人清洁、洗澡或喂食。1963 年，桑德斯开始为建造圣克里斯托弗临终关怀院奔走筹款，并于 1967 年成功创立了现代第一家临终关怀机构，专门收治时日无多的患者，让他（她）们在生命的最后时刻尽可能地舒适，并最终没痛苦、有尊严、有准备和平静地离世。

安宁疗护有很多其他名称，如姑息医疗，缓和医疗等。1987 年，缓和医疗被英国卫生管理部门正式确定为一门独立的临床医学专业，这一决定得到政府和社会各界的广泛支持。世界卫生组织（WHO）制定的安宁疗护原则是：维护生命，把濒死看作正常过程；不加速也不拖延死亡；提供疼痛的缓解服务；提供支持系统以帮助家属处理丧事并进行抚慰，特别要考虑到躯体、精神心理、社会和灵魂的需求。临终关怀是安宁疗护中的一个环节，它不是一个地方，而是一种护理哲学，为濒临死亡的病人及其照顾者提供身体、情感和精神上的帮助。临终关怀包括以团队为导向的专业医疗护理、疼痛管理以及为患者的需求和愿望量身定做的情感和精神支持。临终关怀的重点是关怀，而不是治愈，核心是相信所有人都有权无痛而有尊严地死去[2]。

2017 年，原国家卫生计生委发布了《国家卫生计生委关于印发安宁疗护中心基本标准和管理规范（试行）的通知》，我们率先在北京大学首钢医院开设了国内首家三级医院安宁疗护中心。在参观安宁疗护中心后，时任全国政协副主席、九三学社中央主席的韩启德院士说道："医学不是万能的，对于癌症，更是如此。对于晚期肿瘤患者，我们应该视其所视，想其所想，感其所感，使其在全人、全队、全家、全程、全心、全社区照护中得到生命终末期无微不至的关怀，让患者病而少痛、苦而心安，让亲属悲而不伤，安然接受生与死的法则。"这是我们的初心，也是我们不断追求的目标。

参考文献

1. GREENSTEIN JE, POLICZER JS, SHABAN ES. Hospice for the Primary Care Physician[J]. Primary care, 2019, 46: 303-317.

2. DOHERTY ME. Hospice-organizational perspectives[J]. The Nursing clinics of North America 2009, 44: 233-238.

一句话口袋书

癌症晚期，多些陪伴，对于饱受癌症折磨的亲人，有时候放手也是爱！

走近死亡

我时常想起姥姥走的那天晚上。

她罹患结肠癌已经一年多了。这一年多，由于是姑息手术，肚子上有个肠造口，姥姥是个爱干净的人，肚子上的造口让她整个人都非常难受。她非常抗拒这个造口。拒绝吃东西。因为一吃东西造口就有粪便排出来。她讨厌粪便在她的造口袋里出现。她的病情每况愈下，经常唉声叹气地摇头。我们都忙于工作学习，请了一个阿姨照顾她。这天，妈妈告诉我，"姥姥快不行了。可能就在今天。"妈妈是内科医生。我当时是医学生，当然知道妈妈为什么这么说。而且我也觉得姥姥看上去越来越没有精神。姥姥是清醒的，时不时地还可以看到她的嘴唇在微微颤抖，好像在说什么。因为是在家里，我问妈妈，"为什么不送姥姥去医院？""送医院没有意义。姥姥这个年纪，到医院里也是没有办法，如果不行了，再接受气管插管也没有意义。不用去医院。"妈妈在家里从来都是说一不二，我也不敢说什么了。姥姥的呼吸有点急促，眼睛有点往上翻。照顾姥姥的阿姨，看见这个情况，有点不知所措，赶紧找到妈妈，说姥姥的情况危急！妈妈看阿姨有点害怕，就和阿姨说，"今天你就回去吧，休息一天。姥姥我们自己照顾她。"阿姨听了，赶紧走了。

姥姥在病榻上，呼吸越来越急促，妈妈给她输液的速度放慢了。说可以减轻心衰，让我看着姥姥的输液。平时姥姥和我最好，经常和我聊天。今天，姥姥看上去非常虚弱，我想和她说话，但是没敢，因为我觉得她非常不舒服。她整个身体都在随着呼吸上下运动着，扎着输液的手在微微地抖动，好像在比划着什么。

夜深了，外面刮起了风，四周安静得很，我把半开的玻璃窗关上，怕衰弱的姥姥着凉。我想让姥姥休息得好点，就把屋里的大灯关上，只留一个小的台灯用来照明，否则我看不到输液是否已经该更换瓶子了。那个时候也没有手机，我就一直守在姥姥的床边。过了一会儿，姥姥的呼吸越来越慢，眼睛也有点异常，妈妈用听诊器听了一下，和我说，"姥姥今天肯定过不去了。"妈妈把头贴近姥姥的耳朵，姥姥耳背，我们和她沟通一般都要把嘴贴到她的耳朵旁边，和她大声说话。我以为，妈妈要安慰姥姥，"别着急，你的病会慢慢好的。"姥姥看妈妈的嘴贴到她的耳朵旁边，嘴唇动了一下，像是要说什么，眉毛也皱了起来。

"妈妈，你放心去吧，我们会照顾好自己的！"妈妈这样对姥姥说。

这让我非常吃惊！妈妈为什么这样说呢？现在看来，妈妈是对的，姥姥这个样子，我们能说什么呢？说"你会好的"，谁相信呢？就这样，我经历了人生第一次真正的告别，这种告别是悲凉的，但是它是真实的。在爱和亲情的交融中，没有撕心裂肺的哭嚎，没有生离死别的悲壮，有的是一句最后的告别，逝者在理性温情的交流中度过人生最后的时光，弥留之际，没有遗憾。姥姥听了妈妈的话，努力地点了点头，紧皱的眉头慢慢地松弛了下来，呼吸变得迟缓了，眼睛闭上了。我意识到，姥姥真的走了，安静地、没有遗憾地走了，我意识到，我和姥姥从此天地相隔，内心一片空白，感到无限的悲伤。但是，此刻又显得特别安静，好像空气已经凝固了，一切都停顿下来。是啊，谁能说这一刻不是逝者与生者心与灵的交融？此刻逝者的生命已经走出躯体，融入了与我们活着的人共享的时空，心灵的融合让我们感觉到逝者的存在，就像天上的星星，陪伴着我们，从此我们彼此守望，每每想到逝去的姥姥，就看看天上的星星，那一闪一闪的近乎微弱的光芒就是她永远留在心里的影子……

一直以来，"生命终结实践"始终是社会关注的焦点，在许多国家都得到了支持和反对的双重态度。到目前为止，也没有在专家和学界得到共识。Chao[1] 对此进行了较大样本的文献综述，指出了对终末病人的"生命终结实践"包含了以下三种情况：首先是终止或减缓潜在延长生命的治疗，其次是使用一些使意识消失并可能缩短生命的药物去缓解症状，最后是故意使用致命药物。在总计 22 项符合临床研究标准的分析之后，作者得出了结论：前两种"生命终结实践"是普遍做法，而第三种使用致命的药物则很少被使用，占所有死亡中的 5% 以下。

台湾某著名节目主持人到瑞士实施"帮助死亡"的消息曾一度刷屏。所谓帮助死亡（assisted dying）是由谁来帮助？这在医学上恐怕也涉及很深的伦理、社会学以及法律道德等方面的问题。学界把这个执行层面的工作分为：在病人自愿和知情的情况下提出；病人在生病之前有能力时提出（生前预嘱）；没有能力做出决策的病人，委托他人提出；没有病人或替代人提出要求[1]。前面文章提到的杰弗里·惠利就是主动提出"生命终结实践"的第一种情况，由医师在当地法律允许的情况下，为他实施。作为一个肿瘤工作者，一名外科医生，我们每天都接触许多癌症患者，他们当中的一些人会饱受癌症的折磨。作为肿瘤外科医生，有时候我们真的是无能为力、束手无策。但是，到目前为止，世界上仅有瑞士是唯一法律允许实施安乐死的国家。包括美国在内的许多发达国家，都没有允许实施安乐死的法律。

2019 年初，英国医学会代表机构主席安西娅·莫瓦特（Anthea Mowat）和英国医学会伦理委员会主席约翰·奇泽姆（John Chisholm），在英国医学杂志上撰文[2]指出，英国医学会从没有向 158 000 名英国医师们以民意测验的形式调查有关帮助死亡的话题。作者认为，这些问题复杂多样，涉及伦理和一系列复杂的社会问题，不适宜用投票的方式来指导我们的决策。英国医学会已经开始通过审慎并长时间的努力及民主程序去定义和做出相关的政策。对于医生群体，英国医学会更关注"帮助死亡"对医患关系的影响，并担忧某些终末期病人因此而被实施"非自身意愿"的"安乐死"。

由于中国人的生死观和对待死亡的态度，我认为在中国要基于国情，看待这个问题。我们对生死问题的谨慎态度是对的，医生是需要严格自觉遵守现行社会道德和法律规定的。人们对死亡的认知，至少要经过漫长的过程和几个阶段。首先是"生前预嘱"理念是否被社会广泛接受。饱受疾病折磨的病人有权利选择非介入性的积极治疗，现阶段可以通过法律来实现。我们在临床实践中，常常会遇到晚期癌症患者饱受折磨，但家属却拒绝接受医生关于减少有创治疗的建议。事实上，中国的许多家庭，家属对病患的处境了如指掌，但是，迫于外围的舆论，家属往往有一种"被围观"的感觉，不能让亲属朋友产生"我不孝顺"的嫌疑，完全没有出于对病患疾病的考虑。对于癌症晚期的病患，客观面对、减少病患痛苦、最大限度让病人有尊严地、没有痛苦地离开，才体现了对生命的尊重和敬畏。

一些临近生命终结状态的病人，特别是肿瘤以外的其他疾病的病患，在结束生命前会有更宝贵的重生——器官捐献。全世界每年都有许多病人因为终末期器官衰竭等待器官移植。正是这些等待"生命终结实践"的病患，像前面说的叶沙小朋友一样，最终实现了生命的传递，让其他五个鲜活的生命得到了延续。这恐怕是"生命终结实践"中最重要的一个主题吧。让生命再次绽放，体现了医学的力量、科技的力量和人性的美好。

参考文献

1. CHAO YS, BOIVIN A, MARCOUX I, et al. International changes in end-of-life practices over time: a systematic review[J]. BMC health services research, 2016, 16: 539.

2. MOWAT A, CHISHOLM J. Assisted dying: why the BMA does not poll members on nuanced ethical questions[J]. BMJ (Clinical research ed), 2019, 364: l593.

一句话口袋书

客观面对癌症晚期，可以最大限度地让病人有尊严地、没有痛苦地离开。

后记

《外科医生的故事：大肠癌传》终于写完了！

作为一直工作在临床一线的外科医生，写一本有关大肠癌的科普书一直是我自己的愿望。在临床实践中，我看到许多病人就是因为缺乏基本的癌症相关知识，不了解健康的生活方式，才导致了癌症的发生，更加感觉应该找机会给他们传授一些相关的知识。但是，自从我的第一本书《无影灯下的故事》问世后，我再没有动过写科普书的念头。因为，临床工作太忙了。

说到写书，还是得益于一次和我的老师——北京大学原常务副校长，十二届全国政协副主席韩启德院士的一次见面。韩老师说："现在那么多科普读物，就是缺乏像你们这样长期从事临床工作的专业人士的参与。你有时间也写一本有关大肠癌的书吧！"受到韩老师的鼓励，我决定开始动笔。因为是医生，每天工作在医院，见到过太多的肠癌病人，遇到过各种各样的人和事，真正动起笔来，各种临床经历的事件历历在目，好像写起来并没有那么困难。至于大肠癌的相关知识，要真正用老百姓能够听得懂的语言来讲述，还是要花些时间的。

大肠癌是常见肿瘤，患病率占我国恶性肿瘤的第二位。这么常见的恶性肿瘤，有必要把其相关知识传授给大家。我查阅了有关的知识，从一个医生的视角，尽量用通俗的语言，给老百姓讲述大肠癌的来龙去脉、古往今来，如何预防？如何诊断？如何治疗？这不是一本教科书，而是一本故事书，既讲外科医生的故事，也有大肠癌的故事，既包含了作者无影灯下四十年的人生经历，也叙述了大肠癌的百年变迁。

再过几个月就是我从医四十年的日子。光阴似箭，日月如梭，四十年来，我从没有离开过医院，没有离开过手术台，没有离开过病房、门诊。尽管在法国留学，也是在临床。早已习惯了无影灯下的生活。每天和病人打交道，经历过太多的生死时刻，见证了医学的奇迹，也感受了医学的遗憾。其实，无影灯下的生活并没有电视剧里那般浪漫，那般美好，那般绚丽，多少辛劳，多少汗水，多少台攻难克坚的手术，多少个惊心动魄的不眠之夜，我们用手术刀续写着生命的奇迹。酸甜苦辣，五味杂陈，泪水汗水交融，但成功的手术让一切都显得不那么重要。

这里我要感谢我的学生黄安博士，帮我查阅了大量的相关文献。还有石景怡博士的协助，对我的写作有很大帮助，在此一并致谢。书稿的形式是我自己设计的，也是我自己从事医学工作的心路历程，写起来有点像自传，主要是亲身经历，所以可能是无序的、自由的模式，由于没有受过专业的文学训练，写起来随心所欲。在写作的时候完全让自己沉浸在过去的时光里，还是蛮享受的。这里讲述的大都是医生的真实生活，就像一本怀旧的影集，一帧一帧，不一定丝丝入扣，也可能平淡无奇，没有华丽的粉饰，没有绚丽的生活，只是平凡的过往，但这就是真实的自我。外科医生就是普通人，也得养家糊口，也得柴米油盐，也有喜怒哀乐，更食人间烟火。我们平平淡淡的生活，为您的健康保驾护航。看世间万家灯火，岁月静好，其实这里有我们的辛劳，我们的汗水，也许您看不到……

感谢编辑部老师一丝不苟的辛勤工作，让我看到真正的职业精神。感谢人民卫生出版社老师们的热忱帮助！